U0239044

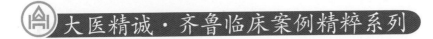

大医精诚·齐鲁临床案例精粹系列

The Essence of Difficult Cases of Nervous System

神经系统 疑难案例精粹

王翠兰 主编

山东大学出版社
·济南·

图书在版编目(CIP)数据

神经系统疑难案例精粹/王翠兰主编.—济南：
山东大学出版社,2020.9
ISBN 978-7-5607-6714-7

Ⅰ. ①神… Ⅱ. ①王… Ⅲ. ①神经系统疾病－疑难病
－病案 Ⅳ. ①R741

中国版本图书馆 CIP 数据核字(2020)第 179034 号

策划编辑 徐 翔
责任编辑 李昭辉
封面设计 张 荔

出版发行 山东大学出版社
社 址 山东省济南市山大南路 20 号
邮政编码 250100
发行热线 (0531)88363008
经 销 新华书店
印 刷 山东新华印务有限公司
规 格 720 毫米×1020 毫米 1/16
13.75 印张 240 千字
版 次 2020 年 9 月第 1 版
印 次 2020 年 9 月第 1 次印刷
定 价 160.00 元

《神经系统疑难案例精粹》
编委会

前言

　　神经系统疾病是目前临床医学疾病谱中未知病因及发病机制最复杂、病种最多、罕见病及疑难病最集中的系统疾病之一。近年来，隐源性卒中、自身免疫性脑炎、中枢神经系统感染性疾病、神经遗传性及代谢性疾病等的诊断和鉴别诊断在临床工作中受到的关注度越来越高。为提高对神经系统罕见疑难病症的诊疗能力，本书编委会从齐鲁医院脑血管病区青年医师近年来在各种学术会议上分享的疑难复杂及特殊病例中，精选出诊疗过程完整的 27 例典型病例，编写了《神经系统疑难案例精粹》一书，其中不乏临床上难得一见的经典病例和疑难病例，颇具教学意义。全书内容包括脑血管疾病、中枢神经系统感染和炎性脱髓鞘疾病、神经系统遗传变性病、朊蛋白病、肿瘤、头痛等，涵盖了神经病学的多个亚专科。多数病例融合了临床交叉学科的知识，旨在培养临床思维，拓宽专业视野。

　　病例是医生身边的宝藏，临床医生诊疗技能的发展，离不开对于病例的学习。看似一个个独立的病例，却可以将医生所学到的知识和各亚专科的临床进展有机地结合起来。在此基础上，经过长期反复练习，聚沙成塔，厚积薄发，必能提升医生的临床诊疗思维。本书也是齐鲁医院脑血管病区对近 5 年来成功诊治的疑难危重病例的总结，意在为广大神经科及相关科室的医务工作者提供新的视角和思路，以期对临床实践起到更好的帮助作用。因编者水平有限且编写时间紧张，书中不完善的地方在所难免，敬请广大读者批评指正。

编　者

2020 年 9 月 10 日

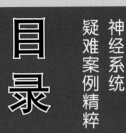

目录

案例 1

心房淋巴瘤相关性脑梗死

一、病例分享

❶ 初步病史

患者付××,女,65岁,农民,因"反复左侧肢体活动不灵5个月,加重1个月"于2018年1月11日收入院。

❷ 病情演变

患者于2017年8月突发左侧肢体活动不灵,表现为左手精细动作欠灵活,行走时步态拖曳,于2017年8月5日至当地医院就诊,行颅脑电子计算机断层扫描(CT)检查示"右侧顶枕叶软化灶"(见图1A),按"脑梗死"治疗(具体方案不详)后症状减轻,遗留左侧肢体麻木、左手精细动作不灵活。2017年11月,患者再次出现左侧肢体无力加重,独自行走费力,伴眩晕、恶心、呕吐,饮水偶有呛咳。2017年11月16日在当地医院行颅脑磁共振(MRI)检查示"右侧脑桥、双侧放射冠、半卵圆中心多发梗死"(见图1B),给予拜阿司匹林、阿托伐他汀及相关对症治疗后,恢复至可正常行走。2017年12月9日患者再次出现左下肢无力加重,行走需搀扶,伴言语不清、眩晕、恶心、呕吐,至当地医院住院治疗。2017年12月15日颅脑MRI检查示"右侧脑桥、胼胝体体部、双侧大脑半球多发梗死"(见图1C);2017年12月14日心脏超声示"左室舒张功能下降",风湿系列标记物示"抗核抗体1∶320,抗Scl-70抗体弱阳性",肝肾功、血生化、血脂、血同型半胱氨酸、

1

心肌酶、肿瘤系列标记物等结果无异常。住院期间给予拜阿司匹林、氯吡格雷、阿托伐他汀、丁苯酞等药物治疗脑梗死；因"抗核抗体异常"给予泼尼松50 mg 每天一次、羟氯喹 0.2 mg 每天两次、白芍总苷 0.6 mg 每天三次等药物治疗。2017 年 12 月 29 日,患者左侧肢体无力再次加重,并伴言语不清,复查颅脑MRI 及 MRA 示"胼胝体、双侧放射冠、半卵圆中心多发急性梗死,MRA 未见明显异常"(见图 1 D～E)。因 4 个月内反复出现脑梗死,为进一步明确病因,患者来院就诊,于 2018 年 1 月 11 日收入病房。

患者既往有高血压病史 10 年,糖尿病史 5 年;2017 年 5 月曾患左侧丘脑出血,经颅脑 MRI 检查诊断为海绵状血管瘤,否认肝炎、结核等传染病史,否认特殊药物、毒物接触史,否认酒精及其他药物滥用史;否认冶游史,否认家族性遗传性疾病史。

❸ 检查评估

入院查体:体温 36.6 ℃,脉搏 78 次/分,呼吸 19 次/分,血压 120/47 mmHg,心率 78 次/分,律齐,各瓣膜听诊区未闻及病理性杂音,肺、腹部查体(一)。神经系统查体见意识清,精神好,构音障碍,左侧鼻唇沟浅,伸舌左偏,左侧肢体肌张力略高,左侧肢体肌力 4 级,右侧肢体肌张力正常,右侧肢体肌力 5-级,左侧快复动作笨拙,左侧肱二头肌、肱三头肌、膝、踝反射(+++)>右侧(++),双侧巴宾斯基(Babinski)征(+),双侧查多克(Chaddock)征(+)。

为进一步明确栓塞病因,患者入院后完善各项辅助检查。炎性血管病相关指标如风湿系列、抗中性粒细胞胞浆抗体(ANCA)、抗心磷脂抗体(ACL)、狼疮抗凝物、甲状腺功能六项、梅毒血清学检查等无异常;高凝状态指标蛋白 C,D-二聚体、肿瘤系列等无异常,并行胸部 CT 及腹部、妇科超声排除肿瘤的可能;行 72 小时动态心电图检查排除了隐匿性房颤;行经颅多普勒(TCD)发泡试验排除了右向左分流;行主动脉弓血管造影(CTA)排除了主动脉弓溃疡性斑块,但发现左房内充盈缺损(见图 1H),2018 年 1 月 19 日复查心脏超声示"左房内房间隔侧中上部探及团块状中低回声,大小 23 mm×17 mm,形态规则,质地偏软,有一定活动度,具体附着部位显示不清"(见图 1I)。颅脑磁敏感加权成像(SWI)示"左侧丘脑低信号,结合病史考虑海绵状血管瘤"(见图 1F),颈部磁共振血管成像(MRA)未见明显异常(见图 1G)。

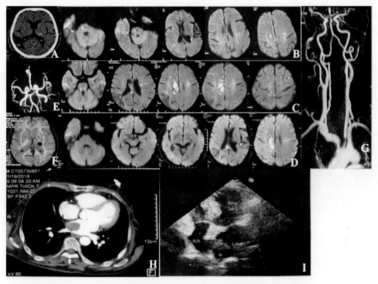

图 1　患者发病后影像学检查

A:2017 年 8 月 5 日颅脑 CT 示右侧顶枕叶软化灶,左侧丘脑海绵状血管瘤;B:2017 年 11 月 16 日颅脑 MRI 示右侧脑桥、双侧放射冠、半卵圆中心多发梗死;C:2017 年 12 月 15 日颅脑 MRI 示右侧脑桥、胼胝体体部、双侧大脑半球多发梗死;D~E:2017 年 12 月 29 日颅脑 MRI+MRA 示胼胝体、双侧放射冠、半卵圆中心多发急性梗死,MRA 未见明显异常;F:颅脑 SWI 示左侧丘脑低信号,结合病史,考虑海绵状血管瘤;G:颈部 MRA 未见明显异常;H:主动脉弓 CTA 示左房内充盈缺损;I:心脏超声示左房内占位。

❹ 鉴别诊断

因患者急性起病,呈反复发作性病程,多次颅脑 MRI 检查提示幕下、幕上、双大脑半球多发梗死灶,且梗死灶多位于皮层、皮层下,呈多发点状、斑片状,考虑脑栓塞的可能性大,鉴别诊断需排除隐匿性房颤、右向左分流、主动脉弓溃疡性斑块、肿瘤高凝状态相关脑梗死[特鲁索综合征(Trousseau syndrome)]、炎性血管病的可能。

❺ 治疗和预后

心脏超声发现左房占位后,于 2018 年 1 月 27 日转入心外科行左房占位切除术,病理结果显示"(左房)符合 EB 病毒阳性的大 B 细胞淋巴瘤"。

免疫组织化学染色结果(见图 2):CD20(+),CD30(+),CD79α(+),Bcl-2

（＋，超过90％），CD31血管（＋），C-myc（＋，20％），Ki67阳性率约90％，EBER（＋），CD2（－），CD3（－），Bcl-6（－），Mum-1（－），CD5（－），CD10（－）（见图2A～L）。患者术后一般情况较差，家属拒绝进一步行PET-CT检查，明确无心脏外脏器受累，放弃化疗等。患者于2018年2月6日自动出院，2018年5月患者去世。

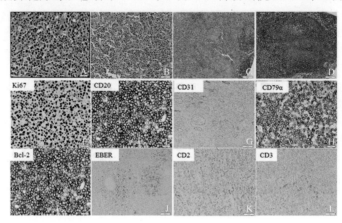

图2　患者的组织病理学结果

HE染色（图A～D）示瘤细胞核粗大、不规则，可见大量核分裂象（A）；瘤细胞侵入血管内（B）；瘤体内有多个大小不等的血栓样结构（C，D）；免疫组织化学染色（E～L）结果显示Ki67，CD20，CD31，CD79α、EBER（＋），CD2及CD3（－），提示左房病变符合EB病毒阳性的大B细胞淋巴瘤。

二、分析讨论

隐源性卒中（cryptogenic stroke，CS）广义的定义是指未接受完整评估的患者，或经评估后发现两种或多种可能病因但不能确定哪种为实际病因的患者。2016年，塞维尔（Saver）等[1]在《新英格兰医学杂志》上提出了隐源性卒中的标准评估、高级评估和专项评估（见图3），认为经过标准评估或标准评估和高级评估后仍不能确定病因的卒中，即可诊断为CS；对诊断为CS的患者可进一步行专项评估，仍不能确定病因的，即可诊断为高度隐匿的CS。近2/3的CS为栓塞性发病机制，2014年有人提出了"不明原因栓塞性卒中"（embolic stroke of undermined source，ESUS）[2]的概念。ESUS是指非腔隙性脑梗死（腔隙性梗死是指CT显示皮质下梗死直径不超过1.5 cm或MRI显示皮质下梗死直径不超过2 cm的脑梗死），且排除以下情况：脑缺血区对应的颅内外动脉粥样硬化存在超过50％的管腔狭窄，具有明确的心脏栓子来源（永久性或阵发性心房颤动、心房扑动、心脏血栓、人工心脏瓣膜、心房黏液瘤或其他心脏肿瘤、二尖瓣狭窄、发病4周内的心肌梗死、左心室射血分数小于30%、心脏瓣膜病或感染性心内膜炎），且没有其他特殊的原因（如动脉夹层、动脉炎、偏头痛、血管痉挛、药物滥用等）。ESUS的常见病因如表1所示。

表 1　不明原因栓塞性卒中的常见病因

A.心源性	隐匿性房颤	D.血液病	镰状细胞贫血
	卵圆孔未闭		红细胞增多症
			阵发性睡眠性血红蛋白尿
B.动脉源性	主动脉粥样硬化	E.神经性	偏头痛
	动脉夹层（脑及颈部血管）	F.单基因病	常染色体显性遗传性脑动脉病伴皮质下梗死和白质脑病、常染色体隐性遗传性脑动脉病及动脉硬化伴皮质下梗死和白质脑病
	血管畸形（烟雾病、肺动静脉畸形）		
	炎性动脉病变（大动脉炎、变应性肉芽肿性血管炎、梅毒、SLE等）		法夫里（Fabry）病
C.呼吸性	阻塞性睡眠呼吸暂停低通气综合征（OSAS）	G.其他	肿瘤
			高凝状态

原发性心脏淋巴瘤（primary cardiac lymphoma，PCL）[3]非常罕见，占所有心脏肿瘤的1.3%，在结外淋巴瘤中少于0.5%，最常见的病理亚型为弥漫性大B细胞淋巴瘤，常见于老年人，中位发病年龄为63岁。常见症状包括：①呼吸困难、胸痛、心力衰竭；②心律失常，包括房性心律失常（23%）、房室传导阻滞（22%）；③栓塞性卒中（2%）。PCL患者中以右心受累居多，占92%，左心受累约占8%，受累顺序依次为右心房＞右心室＞左心房＞左心室。实验室检查常显示乳酸脱氢酶水平增高。

三、病例启示

（1）CS的发病率因筛查手段的不同而有较大差异，经标准评估后诊断为CS的患者仍占所有缺血性卒中患者的20%～30%。

（2）大多数CS为栓塞型，栓子来源为心源性、动脉源性（近心端脑动脉或主动脉弓）或静脉系统（右向左分流）。

（3）青年CS患者的病因以解剖因素居多，如动脉夹层、卵圆孔未闭等；65岁以上的老年患者需排除隐匿性房颤。

（4）PCL非常罕见，弥漫性大B细胞淋巴瘤为最常见的亚型，最常累及右心，累及左心时可出现脑栓塞。患者预后差，一旦诊断应尽早积极化疗。

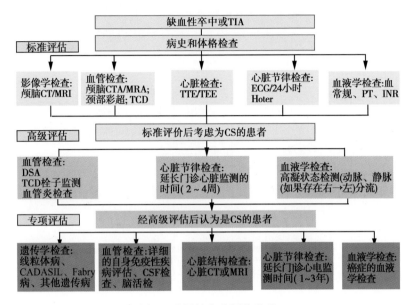

图 3 隐源性卒中评估流程

参考文献

[1] SAVER J L. Clinical practice. Cryptogenic stroke[J]. The new England journal of medicine, 2016, 374(21): 2065-2074.

[2] HART R G, DIENER H C, COUTTS S B, et al. Embolic strokes of undetermined source: the case for a new clinical construct[J]. Lancet neurology, 2014, 13(4): 429-438.

[3] PETRICH A, CHO S I, BILLETT H. Primary cardiac lymphoma: an analysis of presentation, treatment, and outcome patterns[J]. Cancer, 2011, 117(3): 581-589.

（作者：刘颖）

表现为多灶性脑梗死的嗜酸性粒细胞增多综合征

一、病例分享

❶ 初步病史

患者男,55 岁,农民,因"头晕伴肢体乏力半月,反应迟钝伴四肢强直 12 天"于 2019 年 11 月 4 日入院。

现病史:患者半月前情绪激动后出现头晕,为头昏沉感,持续约 1 小时,伴有恶心呕吐,呕吐物为胃内容物,伴有右侧肢体乏力,右上肢可抬举,右下肢可行走,无头痛,无视物模糊,无复视,无耳聋、耳鸣,无吞咽困难、饮水呛咳,无大小便失禁。后患者就诊于当地医院,颅脑 MRI 示多发腔隙性脑梗死。患者住院期间出现双侧肢体乏力的症状并进行性加重,12 天前出现反应迟钝,言语应答差,出现四肢强直,为进一步治疗来我院。患者自发病以来饮食睡眠欠佳,大小便正常,体重较前无明显改变。

既往史:患者既往体健,否认肝炎、结核等传染性疾病史及接触史;否认手术史、外伤史、输血史;否认食物、药物过敏史。

个人史:生于当地,否认疫源接触史,否认放射性物质接触史,既往吸烟 30余年,20 支/天,近期已戒烟,有少量饮酒史。适龄结婚,育有 2 女 1 子,儿子因"白血病"去世,女儿均体健,配偶有高血压病史。

家族史:否认其他家族性遗传病史。

神经系统查体:意识模糊,双侧瞳孔等大等圆,直径3.0 mm,对光反射灵敏,被动卧位,双侧肢体无自主活动,四肢肌张力增高,四肢腱反射等叩(＋＋)。双侧 Babinski 征(+),余查体项目不配合。

❷ 病情演变

患者的病情演变如图 1 所示。

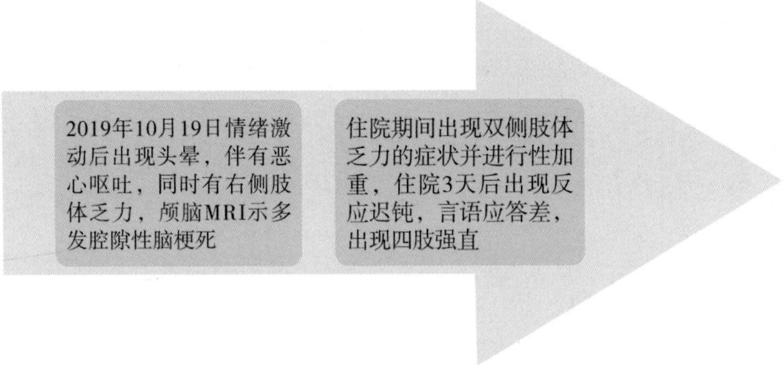

2019年10月19日情绪激动后出现头晕，伴有恶心呕吐，同时有右侧肢体乏力，颅脑MRI示多发腔隙性脑梗死

住院期间出现双侧肢体乏力的症状并进行性加重，住院3天后出现反应迟钝，言语应答差，出现四肢强直

图 1 患者的病情演变

❸ 检查评估

患者的血常规检查结果如表 1 所示。

表 1 患者的血常规检查结果

日期	白细胞	嗜酸性粒细胞	血小板	血沉
2019 年 10 月 22 日	32.53×10^9/L	15.67×10^9/L	161×10^9/L	22 mm/h
2019 年 11 月 4 日	16.54×10^9/L	6.83×10^9/L	499×10^9/L	21 mm/h
2019 年 11 月 8 日	21.14×10^9/L	11.99×10^9/L	546×10^9/L	21 mm/h
2019 年 11 月 12 日	22.65×10^9/L	13.52×10^9/L	442×10^9/L	32 mm/h
2019 年 11 月 18 日	17.58×10^9/L	10.01×10^9/L	355×10^9/L	—
2019 年 11 月 21 日	15.80×10^9/L	7.56×10^9/L	309×10^9/L	—
2019 年 12 月 3 日	11.03×10^9/L	2.45×10^9/L	372×10^9/L	20 mm/h

肝功能检查结果:谷丙转氨酶 111 U/L,谷草转氨酶 56 U/L。

凝血、糖化血红蛋白、甲状腺功能、肿瘤系列、抗肺炎支原体、艾滋病病毒、梅毒螺旋体、肝炎系列未见明显异常,风湿类风湿系列、体液免疫、维生素 B_{12}、叶酸未见明显异常。

　　心脏超声示左室壁节段性运动不良,室间隔增厚,二尖瓣反流(轻度),左室充盈异常。胸部 CT 未见明显异常。

　　患者的骨髓穿刺结果如图 2 所示:

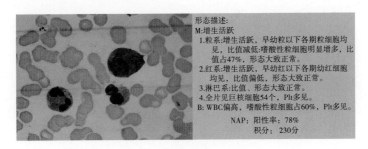

形态描述:
M:增生活跃
1.粒系:增生活跃,早幼粒以下各期粒细胞均见,比值减低;嗜酸性粒细胞明显增多,比值占47%,形态大致正常。
2.红系:增生活跃,早幼红以下各期幼红细胞均见,比值偏低,形态大致正常。
3.淋巴系:比值、形态大致正常。
4.全片见巨核细胞54个,Plt多见。
B: WBC偏高,嗜酸性粒细胞占60%,Plt多见。

NAP:阳性率:78%
积分: 230分

图 2　患者的骨髓穿刺结果

　　颅脑 CT、颅脑 MRI、颅脑 MRA 及颈部 MRA 结果:颅脑 CT 和 MRI 显示双侧大脑半球和小脑大量点样急性梗死,颅脑 MRA＋颈部血管 MRA 未见异常(见图 3)。

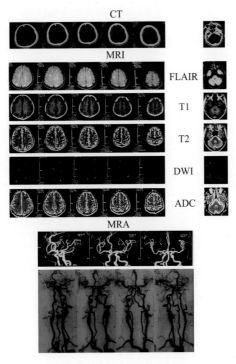

图 3　患者的 CT、MRI、MRA 检查结果

患者的骨髓穿刺免疫分型结果如图 4 所示：

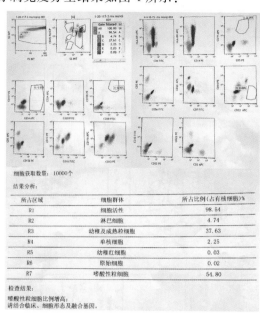

细胞获取数量：10000个

结果分析：

所占区域	细胞群体	所占比例(占有核细胞)%
R1	细胞活性	98.54
R2	淋巴细胞	4.74
R3	幼稚及成熟粒细胞	37.63
R4	单核细胞	2.25
R5	幼稚红细胞	0.03
R6	原始细胞	0.02
R7	嗜酸性粒细胞	54.80

检查结果：

嗜酸性粒细胞比例增高；
请结合临床、细胞形态及融合基因。

图 4　患者的骨髓穿刺免疫分型结果

患者的基因检测结果如图 5 所示：

JAK2、MPL、CALR基因检测

检测结果：

项目	突变类型	检测结果
JAK2	(EXON14) V617F	—
	(EXON12) N542_E543del、E543_D544del缺失	—
	(EXON12) K539L1\L2突变	—
MPL	(EXON10) W515K\A\L\R1\R2\S突变	—
	(EXON10) S505N突变	—
CALR	(EXON9) L367fs*46	—
	(EXON9) K385fs*47	—

备注："+"代表结果为阳性；"—"代表结果为阴性

BCR/ABL P210基因检测

检测结果：

BCR/ABL P210　结果：　　阴性

BCR/ABL P210 (拷贝)/ABL(拷贝)= 　　0 / 3090000 = 　　0.00 %

IS值(本实验室%×CF)= 　　0.00 %

FIP1L1/PDGFRa 基因检测

检测结果：

FIP1L1/PDGFRa　结果：　　阴性

FIP1L1/PDGFRa (拷贝)/ABL(拷贝)= 　　0 / 3090000 = 　　0.00 %

图 5　基因检测结果

❹ 病例特点

患者为亚急性起病,首发症状为头晕伴肢体乏力,病情进行性加重,12 天前出现反应迟钝伴四肢强直。查体见意识模糊,被动卧位,四肢肌张力增高,双侧 Babinski 征(＋)。

辅助检查:血常规示白细胞 16.54×10^9/L,嗜酸性粒细胞 6.83×10^9/L,血小板 499×10^9/L,血沉 21 mm/h。肝功能示谷丙转氨酶 111 U/L,谷草转氨酶 56 U/L。颅脑 MRI 示双侧小脑半球及双侧大脑半球弥漫性腔隙性脑梗死。

定位:双额大脑半球及双小脑半球。

定性:S(stroke),卒中。

诊断:

(1)脑梗死(其他原因型)。

(2)高嗜酸性粒细胞增多症。

(3)肝功能损害。

❺ 鉴别诊断

(1)脑栓塞:起病急骤,局部性体征在数秒至数分钟内达到高峰,常有栓子来源的基础疾病,如心源性疾病(心房颤动、风湿性心脏病、冠心病、心肌梗死、亚急性细菌性心内膜炎等)和非心源性疾病(颅内外动脉粥样斑块脱落、空气、脂肪滴等),大脑中动脉栓塞多见。该患者亚急性起病,起病形式不符,心脏超声、颅脑及颈部 MRA 未见明显异常,可排除。

(2)颅内占位性病变:颅内肿瘤、硬膜下血肿和脑肿胀可呈卒中样发病,出现偏瘫等局灶性体征,颅内压增高征象不明显时易与脑梗死混淆,需提高警惕。该患者 CT 及 MRI 结果可排除。

(3)脑出血:脑梗死有时与脑出血的临床表现相似,但活动中起病、病情进展快、发病时血压显著升高常提示脑出血,该患者 CT 结果可排除。

❻ 治疗详情和预后

(1)地塞米松 10 mg 静脉滴注,每天一次,抗免疫反应。

11

（2）甘草酸二铵肠溶胶囊及还原性谷胱甘肽护肝治疗。

（3）吲哚布芬 200 mg 口服，每天两次，抗血小板聚集。

（4）瑞舒伐他汀 10 mg 每晚口服，2019 年 12 月 5 日改为氟伐他汀，并于 2019 年 12 月 11 日停调脂。

（5）丁苯酞 100 mL 静脉滴注，每天一次，改善脑细胞代谢。

（6）力奥来苏 5 mg 口服，每天两次，后改成 10 mg 口服，每天两次＋氯硝西泮 1 mg 口服，每天两次，改善肌张力。

患者经治疗后症状好转，意识转清，可简单言语，四肢肌张力较入院时降低，嗜酸性粒细胞数降为 $7.56 \times 10^9/L$，于 2019 年 12 月 21 日出院。出院 2 周后门诊随访，见患者神志清，精神可，可简单交流，四肢肌张力轻度降低，嗜酸性粒细胞数降为 $2.45 \times 10^9/L$。

二、分析讨论

嗜酸性粒细胞增多综合征（hypereosinophilic syndromes，HES）是一种罕见的疾病，特征为嗜酸性粒细胞增多（超过 1500/μL）、嗜酸性粒细胞介导器官损伤或组织浸润，最常见的表现为皮肤、心脏、肺、神经系统或胃肠道症状。嗜酸性粒细胞增多分为原发性（克隆扩充）和继发性（化学反应），目前得到广泛共识的 HES 定义为：嗜酸性粒细胞增多伴嗜酸性粒细胞介导的器官损害，而不管其潜在病因。HES 的神经系统表现为卒中、脑病和神经病。继发于 HES 的缺血性脑梗死特征性表现为梗死分布于内边缘带和外边缘带。本病例根据患者症状体征及颅脑 MRI 结果诊断为脑梗死，同时根据颅脑 MRA、颈部 MRA、血常规（白细胞 $16.54 \times 10^9/L$，嗜酸性粒细胞 $6.83 \times 10^9/L$）、心脏超声、胸部 CT 及其他辅助检查考虑为其他病因型脑梗死。由于患者嗜酸性粒细胞增高，故考虑 HES 引起的脑梗死。脑梗死的病因如图 6 所示。

嗜酸性粒细胞增多症是一类与嗜酸性粒细胞过度增殖相关，并具有共同临床特点的谱系疾病，国外发病率为（0.5～1.0）/10 万，国内发病率尚不明。该病由哈代（Hardy）和安德森（Anderson）于 1968 年首次报道，库西德（Chusid）等于 1975 年首次提出诊断标准，并在此基础上修订出了目前的诊断标准。嗜酸性粒细胞增多症的外周血嗜酸性粒细胞绝对计数超过 $0.5 \times 10^9/L$。

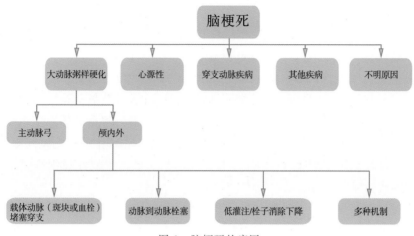

图 6 脑梗死的病因

高嗜性酸粒细胞增多症(Hypereosinophilia，HE)的外周血 2 次检查(间隔时间超过 1 个月)嗜酸性粒细胞绝对计数超过 $1.5 \times 10^9 / L$，和(或)骨髓有核细胞计数嗜酸性粒细胞比例不低于 20%，和(或)病理证实组织嗜酸性粒细胞广泛浸润，和(或)发现嗜酸性粒细胞颗粒蛋白显著沉积(在有或没有较明显的组织嗜酸性粒细胞浸润的情况下)。高嗜酸性粒细胞增多症的分型如图 7 所示。

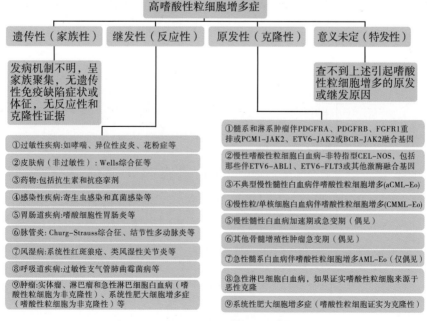

图 7 高嗜酸性粒细胞增多症的分型

该患者无明显基础疾病及嗜酸性粒细胞增多原因，且基因检测结果为阴性，可以排除遗传性、继发性、原发性嗜酸性粒细胞增多，考虑为特发性嗜酸性粒细胞增多征(idiopathic hypereosinophilic syndrome，IHES)。

特发性高嗜酸性粒细胞增多综合征的诊断标准(世界卫生组织 2016 年版)：

①除外以下情况：反应性嗜酸性粒细胞增多症；淋巴细胞变异型嗜酸性粒细胞增多症(产生细胞因子，免疫表型异常的 T 细胞亚群)；根据世界卫生组织的标准可确诊的髓系肿瘤(如 MDS、MPN、MDS/MPN、AML)伴嗜酸性粒细胞增多；伴有 PDGFRA、PDGFRB、FGFR1 重排或 PCM1-JAK2 嗜酸性粒细胞增多相关的 MPN 或 AML/ALL。

②嗜酸性粒细胞绝对计数超过 $1.5 \times 10^9/L$，持续时间不少于 6 个月，且必须有组织受损。如果没有组织受损，则诊断为特发性高嗜酸性粒细胞增多症(无缘无故的血栓事件应记录为一种嗜酸性粒细胞相关的组织损害)。

该患者第一条满足，第二条中满足存在多发性脑梗死、肝功能损害，但随访时间未达 6 个月。诊断为高嗜酸性粒细胞增多症。

高嗜酸性粒细胞增多症的治疗：皮质醇是高嗜酸性粒细胞增多症的主要治疗方案，如果出现危及生命的并发症时应该立即用药，如图 8 所示。

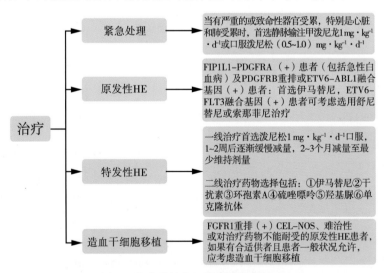

图 8　高嗜酸性粒细胞增多症的治疗

嗜酸性粒细胞增多症致脑梗死的可能机制：

(1)过多的嗜酸性粒细胞损害心内膜，受损心内膜上形成附壁血栓，血栓脱落导致脑梗死。经胸心脏彩色多普勒超声敏感性差，早期很难检出，心肌 MRI

较敏感。

（2）嗜酸性粒细胞的毒性作用：嗜酸性粒细胞释放血小板活化因子、白三烯、过氧化物酶等会引起血液高凝，导致脑梗死。

（3）嗜酸性粒细胞诱导内皮细胞分泌多种炎性介质，使局部血栓形成，引起脑血管局部血栓形成或血管炎引发灌注不足。

该患者双侧小脑半球及双侧额大脑半球弥漫性腔隙性脑梗死，存在嗜酸性粒细胞增多的证据，存在肝脏损害，除外了反应性嗜酸性粒细胞增多症、淋巴细胞变异型嗜酸性粒细胞增多症、髓系肿瘤等。因此，诊断为高嗜酸性粒细胞增多症引起的脑梗死（其他病因型）。

三、病例启示

多灶性脑梗死病因筛查中，勿忘记嗜酸性粒细胞增多综合征。IHES 是一种白细胞增生性疾病，会引起多脏器损害。诊断该病需要具备外周血嗜酸性粒细胞显著升高的表现，并排除感染、血液恶性肿瘤和血管炎。对于边缘带梗死的患者，应该意识到嗜酸性粒细胞增多症的可能，在排除了大动脉粥样硬化、心源性、小动脉闭塞等原因，同时伴有嗜酸性粒细胞增多的表现时需考虑嗜酸粒细胞增多致脑梗死，并应该立即给予皮质醇治疗。见于 IHES 的梗死是因供血区的微血管闭塞所致，因该病相对罕见，其抗栓方案是选择低分子肝素、华法林这类抗凝药物，抑或是抗血小板聚集药物（尚无定论）。

参考文献

[1] VALENT P, KLION A D, HORNY H P, et al. Contemporary consensus proposal on criteria and classification of eosinophilic disorders and related syndromes[J]. Journal of allergy and clinical immunology, 2012, 130 (3):607-612.

[2]GOTLIB J. World Health Organization-defined eosinophilic disorders: 2015 update on diagnosis, risk stratification, and management[J]. American journal of hematology, 2015, 90(11): 1077-1089.

[3]O'CONNELL E M, NUTMAN T B. Eosinophilia in infectious diseases [J]. Immunology and allergy clinics of north America, 2015, 35(3): 493-522.

[4]BOLZ J, MEVES S H, KARA K, et al. Multiple cerebral infarctions

in a young patient with heroin-induced hypereosinophilic syndrome[J]. Journal of the neurological sciences，2015，356(1-2)：193-195.

[5] OGBOGU P U，ROSING D R，HORNE M K. Cardiovascular manifestations of hypereosinophilic syndromes[J]. Immunology and allergy clinics of north America，2007，27(3)：457-475.

[6] KONO Y，ITOH Y. Diffusion-weighted imaging of encephalopathy related to idiopathic hypereosinophilic syndrome[J]. Clinical neurology and neurosurgery，2009，111(6)：551-553.

[7] ROUFOSSE F. Hypereosinophilic syndrome variants：diagnostic and therapeutic considerations[J]. Haematologica，2009，94(9)：1188-1193.

[8] TONG LS，WAN JP，CAI X，et al. Global hypoperfusion：a new explanation of border zone strokes in hypereosinophilia[J]. CNS neuroscience & therapeutics，2014，20(8)：794-796.

[9] WASILEWSKI A. Teaching neuroImages：multifocal cerebral infarcts as a presentation of idiopathic hypereosinophilic syndrome[J]. Neurology，2019，92(18)：e2178.

[10] 中华医学会血液学分会白血病淋巴瘤学组. 嗜酸粒细胞增多症诊断与治疗中国专家共识(2017 年版)[J]. 中华血液学杂志,2017,38(7):561-565.

（作者：公卫刚）

案例 3

苯丙胺中毒导致脑梗死

一、病例分享

❶ 初步病史

患者男性,21岁,未婚,主因"反应迟钝,走路不稳一个半月"于2018年8月24日入院。

❷ 病情演变

患者一个半月前因精神刺激后出现反应迟钝,浑身乏力,少言懒语,不思饮食,尚可正常活动及工作,于当地诊为"抑郁症",给予坦度螺酮、氟西汀、西酞普兰等药物治疗,效果差。1个月前出现走路不稳,需别人搀扶,停用上述药物后走路不稳逐渐好转。10余天前出现小便溺裤。自发病以来无发热。

既往史:患者既往体健,否认梅毒、艾滋、乙肝、结核、乙脑等传染病史;否认重大外伤、输血史;否认过敏史;不吸烟、不嗜酒,否认药物、毒物接触史;无外地久居史,未婚。

家族史:无家族遗传病史,父母及姐姐均体健。

入院查体:青年男性,神志清,言语欠清晰,精神差,记忆力、计算力、定向力减退,面容呆滞,面具脸。左侧肢体肌力5级,右侧肢体肌力4级,四肢肌张力略高,共济运动及深浅感觉查体不合作,四肢腱反射(＋＋＋),双侧Babinski征(＋)。前倾步态,行动迟缓。简易智力状态检查量表(MMSE)评分10分,蒙特利尔认知评估(MOCA)评分 2 分。

辅助检查:院外查颅脑 CT 未见明显异常。2018 年 8 月 21 日脑电图示广泛性低高波幅慢波,左后颞区偶见短阵棘慢复合波。2018 年 8 月 21 日颅脑 MRI 示脑桥、双侧基底节区、胼胝体、放射冠、半卵圆中心可见对称性、多发点状长 T1 长 T2 信号灶,扩散加权成像(DWI)呈高信号(见图 1 至图 4)。2018 年 8 月 24 日颅脑强化 MRI 未见上述病灶明显强化(见图 5)。

初步诊断:

(1)脑病待查(认知功能障碍、器质性精神障碍、帕金森综合征)。

(2)多发性脑梗死。

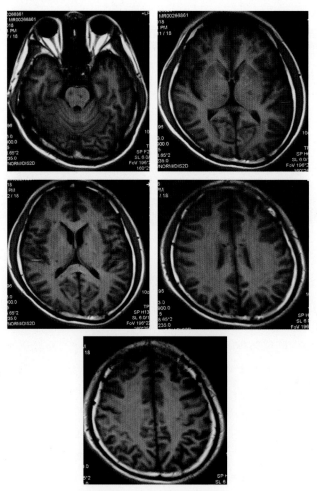

图 1　2018 年 8 月 21 日患者的颅脑 MRI T1WI

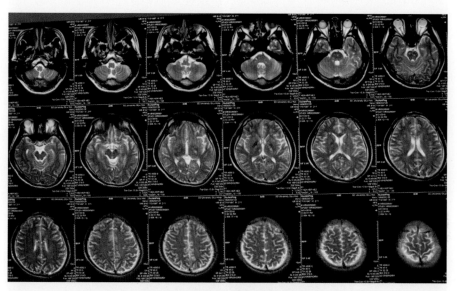

图 2　2018 年 8 月 21 日患者的颅脑 MRI T2WI

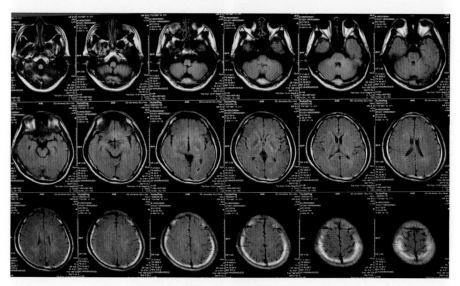

图 3　2018 年 8 月 21 日患者的颅脑 MRI T2 FLAIR

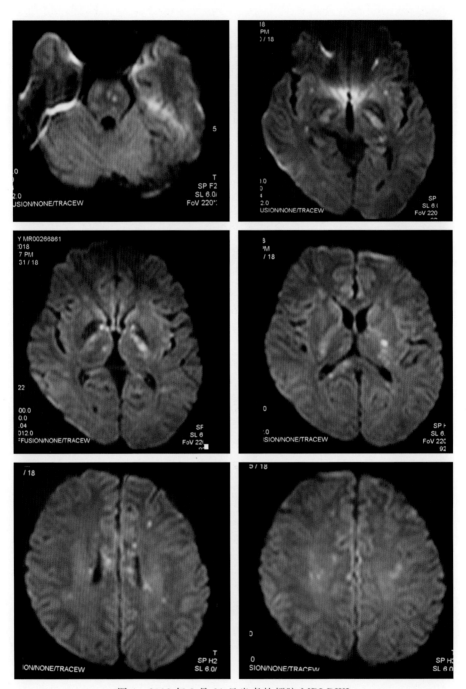

图 4　2018 年 8 月 21 日患者的颅脑 MRI DWI

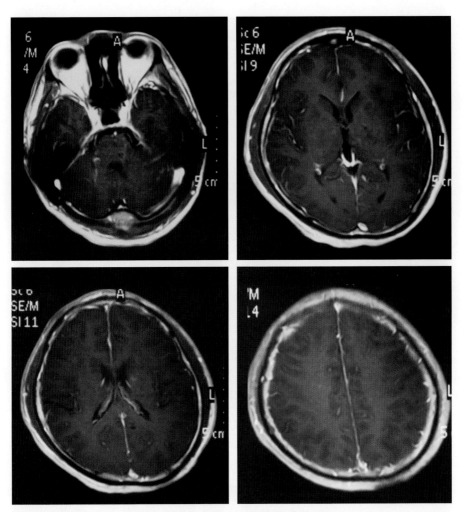

图 5　2018 年 8 月 24 日患者的增强 MRI

❸ 检查评估

入院后复查颅脑 MRI（2018 年 8 月 29 日）示：脑桥、双侧基底节区、胼胝体、放射冠、半卵圆中心内有新发点状长 T1、长 T2 信号灶，DWI 呈高信号（见图 8），表现弥散系数（ADC）呈低信号病灶（见图 9），原有 DWI 高信号病灶信号减弱或消失，SWI 未见异常（见图 6）。颅脑 MRA 示双侧颈内动脉及椎动脉颅内段、双侧大脑中动脉、大脑前动脉及大脑后动脉主干均未见狭窄，远端分支明显稀疏（见图 7）。TCD 未见明显异常，发泡试验阴性，心脏彩超及动态心电图未见异常。

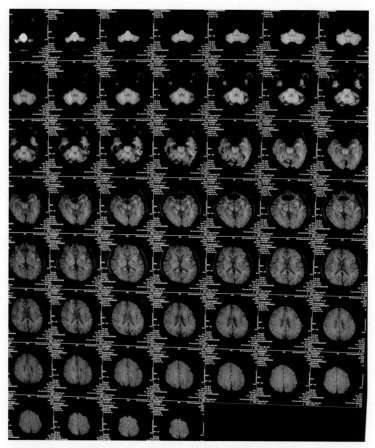

图 6   2018 年 8 月 29 日患者的 MRI＋SWI

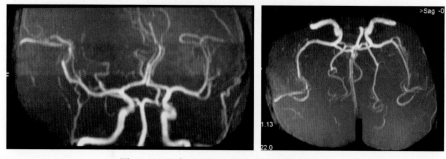

图 7   2018 年 8 月 29 日患者的颅脑 MRA

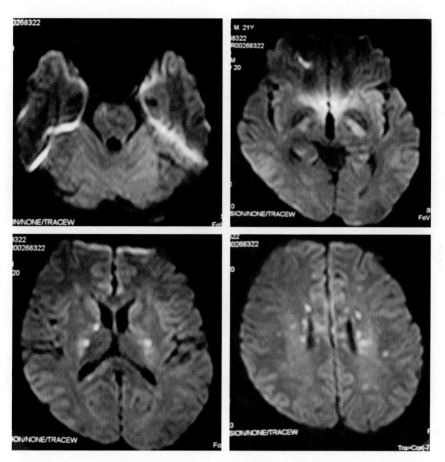

图 8　2018 年 8 月 29 日患者的颅脑 MRI DWI

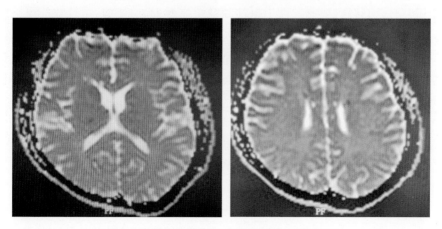

图 9　2018 年 8 月 2 日患者的颅脑 MRI ADC

化验检查示：肝肾功（一），二便常规（一），凝血系列（一），血 Torch 感染筛查（一），结核菌感染 T 细胞检测均为 0 SFC，乙脑抗体（一），布氏杆菌抗体（一），梅毒血清两项检测（一），艾滋病病毒（一），寄生虫抗体（一），血微量元素（一），甲状腺功能及抗体（一），风湿系列（一），血清及脑脊液自免脑抗体 6 项、副肿瘤综合征 10 项均（一），血肿瘤系列（一）。

腰穿检查：2018 年 8 月 24 日脑脊液蛋白 0.96 g/L，生化、免疫球蛋白、细胞学、色氨酸试验、墨汁染色、乳酸均（一）；2018 年 9 月 5 日脑脊液蛋白 0.92 g/L，生化、免疫球蛋白、细胞学、色氨酸试验、墨汁染色、乳酸均（一）。

❹ 鉴别诊断

因患者具有认知功能障碍、精神症状、帕金森样体征及锥体束征，故定位于边缘叶、锥体外系及锥体系等多个系统，为全脑损害。由于颅脑 MRI 提示患者脑干、大脑半球白质出现双侧对称性、多发点状梗死灶，推测这些梗死灶可能为患者全脑损害的直接原因。MRA 提示双侧大脑前、中、后动脉远端分支稀疏，综合考虑患者多发性腔隙性脑梗死为广泛小动脉受累所致的可能性大。患者为 21 岁的男性，其临床特点总结为广泛小动脉受累的青年缺血性脑卒中，其定性诊断主要从以下几方面进行鉴别[1]：

（1）感染性动脉病：如梅毒、艾滋病、结核病等感染。本患者从临床症状、体征到影像学改变均不能除外该类疾病，但患者整个病程无发热，入院后相应化验检查皆为阴性结果，故最终排除此类疾病。

（2）炎性动脉病：如原发性中枢神经系统血管炎、白塞病、系统性红斑狼疮、Churg-Strauss 综合征等，可表现为多发小动脉受累。患者风湿系列检查无异常，可排除白塞病和系统性红斑狼疮。患者无其他脏器受累证据，嗜酸性粒细胞正常，可排除 Churg-Strauss 综合征。原发性中枢神经系统血管炎尚不能完全排除。

（3）遗传性动脉病：如 Fabry 病、常染色体显性遗传性脑动脉病伴皮质下梗死和白质脑病（CADASIL）、线粒体脑肌病伴乳酸血症和卒中样发作（MELAS）等。该患者无其他脏器受累，无明显脑白质病变，无皮层层状坏死，血乳酸不高，无相关家族遗传病病史，该类疾病基本可以排除。

（4）毒品滥用：入院时询问患者有无毒品接触史，患者予以否认。

（5）心源性栓塞：诸如卵圆孔未闭、感染性心内膜炎、心律失常、心房黏液瘤等均可导致颅内多发栓塞,患者入院后心脏彩超、动态心电图、发泡试验等检查均无阳性发现,可除外。

(6)高凝状态:如恶性肿瘤、抗磷脂抗体综合征、红细胞增多症、原发性血小板增多症等,该患者血常规、凝血系列、风湿系列、肿瘤系列、副肿瘤综合征10项等化验检查结果均不支持该类疾病。

❺ 治疗详情和预后

入院后给予患者阿昔洛韦抗病毒,地塞米松抗炎,多奈哌齐改善认知,多巴丝肼改善帕金森样症状,心境稳定剂丙戊酸钠,前列地尔改善微循环等治疗,早期病情无明显加重及减轻。通过上述鉴别诊断分析,该患者为原发性中枢神经系统血管炎的可能性较大。腰穿结果发现细胞学正常后,停用阿昔洛韦和地塞米松,继续给予多奈哌齐、多巴丝肼、丙戊酸钠、前列地尔等药物治疗。住院10余天后患者对外界反应速度和精神状态较入院时好转,患者姐姐私下对医生讲患者无固定职业,近半年开始银行卡有较大金额的支出。单独询问患者后患者承认:近半年开始吸食一种白色的笑脸药丸,即"摇头丸"。医生建议患者行血和尿的毒物检测,患者及家属均表示拒绝,并于次日自动出院。出院后家属严格看护患者,使其最终戒毒成功。患者继续服用多奈哌齐、多巴丝肼、丙戊酸钠、前列地尔等药物治疗。2019年2月28日复诊MMSE评分26分,MOCA评分25分,查体见精神状态好,言语流利,颅神经(-),四肢肌张力正常,四肢肌力5级,共济运动好,感觉系统(-),四肢腱反射(++),双侧病理征未引出。颅脑MRI示脑干、双侧基底节区、放射冠、半卵圆中心、胼胝体可见点状长T1长T2信号灶,DWI无高信号灶,颅脑MRA显示双侧大脑前、中、后动脉远端分支稀疏(见图10至图12)。

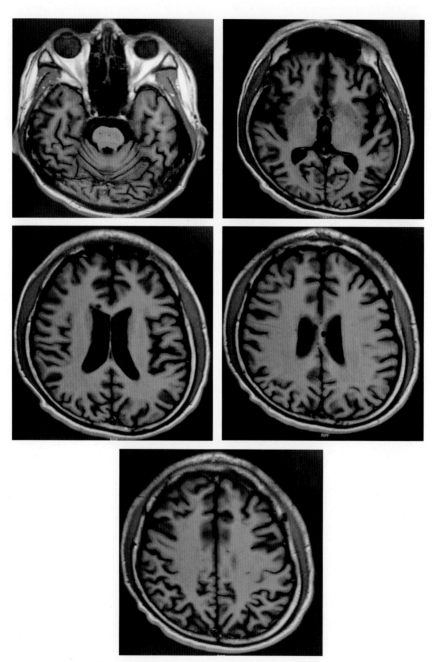

图 10　2019 年 2 月 28 日患者复查脑 MRI T1WI

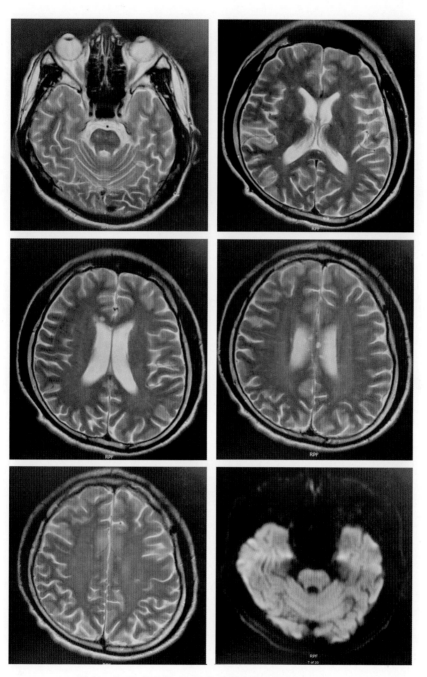

图 11　2019 年 2 月 28 日患者复查脑 MRI T2WI(一)

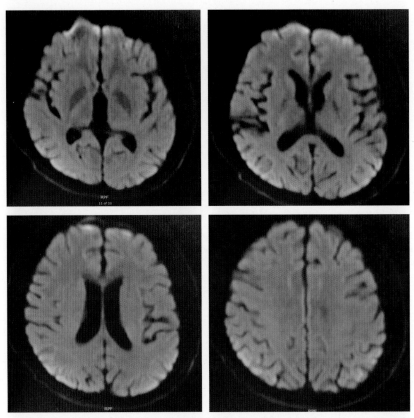

图 11　2019 年 2 月 28 日患者复查脑 MRI T2WI(二)

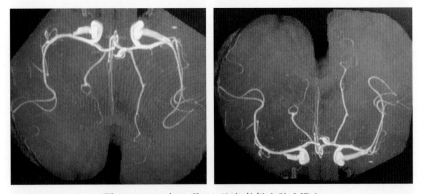

图 12　2019 年 2 月 28 日患者复查脑 MRA

二、分析讨论

　　本患者为青年男性,既往体健,慢性起病,临床表现为认知功能障碍、精神症状、帕金森样症状和锥体束征等全脑损害。颅脑 MRI 表现为脑干、双侧基底节区、放射冠、半卵圆中心、胼胝体多发、对称点状梗死灶;颅脑 MRA 示双侧大脑前、中、后动脉远端分支稀疏,其影像学表现提示患者广泛脑小动脉病变的可能性大。病变性质主要考虑感染、炎症、遗传代谢、中毒、心源性栓塞、高凝状态,通过完善辅助检查,发现以上病因似乎都不能确定。通过仔细询问病史后发现,患者有半年的"摇头丸"吸食史,从发病时间上看,在吸食毒品后 4 个月左右患者出现了神经系统症状。最终确诊为:①苯丙胺类中毒性脑病,认知功能障碍,器质性精神障碍,帕金森综合征;②多发性脑梗死(其他已知原因型)。

　　摇头丸是人工合成毒品的一种[2-3],一般以 MDMA(3,4-亚甲基二氧甲基苯丙胺)、MDA(4,5-亚甲基二氧基苯丙胺)、AM(苯丙胺)及 MAM(甲基苯丙胺,冰毒)为主要有效成分,属于苯丙胺类兴奋剂的一种,有 200 余种不同图案、颜色的外观。MDMA 具有高脂溶性,易通过血-脑屏障,能促进突触前膜释放去甲肾上腺素(NE)、多巴胺(DA)、5-羟色胺(5-TH),并抑制其再摄取。对中枢神经系统可以产生欣快、舒适感,出现易于控制的意识状态改变,使人精力、体力增强,感知觉变得敏锐,交流欲增强,产生"迷幻"样感觉;对外周主要是产生拟交感样作用,表现为心率加快,血压升高,瞳孔扩大,震颤,心悸,大汗,流涎,磨牙和牙关紧闭等,其药效持续 3~4 h。苯丙胺类中毒可产生急性及慢性中毒表现,急性中毒可表现为精神症状,死亡,高压升高,高热,心肌梗死,肾功能不全,横纹肌溶解,痫性发作,卒中;慢性中毒可表现为心血管事件,卒中,皮肤损害,意识模糊,认知障碍,运动迟缓,精神症状等。以上中毒表现在完全戒毒之后部分可逆。该患者符合慢性苯丙胺类中毒的临床表现及预后。

　　苯丙胺类中毒可以导致出血性和缺血性脑卒中的发生[4],以出血性脑卒中更为常见。本患者为缺血性脑卒中,其发病的具体机制目前并不清楚,目前有以下假说:苯丙胺类毒品可促进动脉粥样硬化的进展,导致血管痉挛,诱发血管炎。

　　苯丙胺类中毒所致脑梗死既可以表现为单发或多发的腔隙性脑死灶,也可以表现为较大面积的流域性梗死灶。本患者表现为脑干、双侧基底节区、放射冠、半卵圆中心、胼胝体多发、对称点状梗死灶,既往文献中未见类似报道。

三、病例启示

遇有全脑损害表现的、多发小动脉受累的青年缺血性脑卒中患者，要考虑毒品滥用的可能。询问病史时宜选择在私密的空间内单独进行，以避免患者隐瞒接触史。苯丙胺类及其衍生物的滥用所致的认知精神障碍、帕金森样症状和体征在戒毒后可以明显改善甚至消失。

参考文献

[1]Louis R. Caplan 主编. Caplan 卒中临床实践[M]. 王拥军，主译. 北京：人民卫生出版社，2017.

[2]LIESBETH R, JAN B A H, CHARLES B L. MDMA ("Ecstasy") and its association with cerecrovascular accidents：preliminary findings[J]. American journal of neuroradiology，2000，21：1001-1007.

[3]BRADFORD T, KENTON I. Methamphetamine abuse[J]. American family physician，2007，76(8)：1169-1174.

[4]EMILY L H O, SANDREW H. Cerebrovascular complications of methamphetamine abuse[J]. Neurocritical care，2009，10(3)：295-305.

（作者：娄建伟）

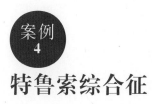

特鲁索综合征

一、病例分享

❶ 初步病史

患者性别女,39 岁,农民,因"言语不利,右侧肢体活动不灵 5 天"收入院。

❷ 病情演变

患者于 6 天前无明显诱因出现言语不利及右侧肢体活动不灵,程度较重,右上肢上举不能,右下肢可抬离床面,约半个小时后症状较前有所缓解,仍遗有言语含糊不清及右侧肢体活动不灵,持物不能,独立行走不能。于当地医院治疗 5 天后来我院。

患者 3 个月前有脑梗死病史,未遗留明显后遗症。因其累及部位为皮层,且无明确脑血管病高危因素,故当地医院考虑线粒体脑肌病并进行观察。

❸ 检查评估

入院后查体:体温 36.4 ℃,脉搏 87 次/分,呼吸 22 次/分,血压136/71 mmHg。意识清,言语欠流利,查体合作 。脑神经查体见构音障碍,伸舌略左偏,余(-);四肢查体见左上肢肌力 5-级,左下肢 5 级,右上肢肌力 3 级,右下肢肌力 5-级;左下肢肌张力略高;左侧膝反射(+++)>右(++);双侧 Babinski 征(+);右偏身痛觉减退;颈软,克尼格(Kernig)征阴性。

实验室检查:除常规项目外,以寻找患者反复脑梗死病因为主,血常规示白细胞 11.0×10^9/L,血红蛋白 89 g/L,血小板 194×10^9/L;血沉 46 mm/h;二便常规正常;肝功示谷丙转氨酶 580 IU/L,谷氨酰转移酶 620 IU/L,白蛋白 24 g/L,总胆红素 59.3 μmol/L(正常值 5.0~21.0 μmol/L),直接胆红素 45.2 μmol/L(正常值 0~6.0 μmol/L),间接胆红素 14.1 μmol/L(正常值 2~15.0 μmol/L);肾功、血糖血脂、血生化、肌钙蛋白等均在正常范围;乙肝、丙肝、戊肝、艾滋病病毒均为阴性;凝血系列示 PT、APTT、INR 等均为正常,D-二聚体 6.13 μg/mL(正常值 0~0.5 μg/mL);纤维蛋白原 1.45 g/L(正常值 2~4 g/L);血淀粉酶共查 4 次,均为正常;血乳酸共查 2 次,均为正常;血 Torch 系列(弓形虫,EB、HSV、风疹病毒)均为阴性;维生素 B_{12}、叶酸均在正常范围;血清肿瘤标志物无异常;甲状腺功能及抗体正常;C 反应蛋白 17 mg/L(正常值小于 5 mg/L);风湿系列、抗心磷脂抗体及抗中性粒细胞抗体正常。

影像学检查:腹部 CT 加强化示脂肪肝,胆囊炎,左肾囊肿,左肾低密度影,考虑缺血性改变;十二指肠降段及水平段壁增厚,建议进一步检查;腹腔及腹膜后淋巴结肿大。腹部彩超示轻度脂肪肝,胆囊炎,胰腺偏大,腹腔积液(少量)。胸部 CT 未见明显异常。心脏彩超示 LVEF 为 0.65,二尖瓣脱垂,二尖瓣反流,三尖瓣反流,二尖瓣尖条索样回声性质待定,心内科会诊后建议经食道超声确诊(家属拒行)。颈动脉超声示双侧颈动脉超声未见异常。发泡试验阴性。颅脑 MRI+MRA(2014 年 3 月 4 日):脑内多发梗死灶,脑动脉硬化(见图 1)。

❹ 治疗详情和预后

入院后给予患者甘露醇脱水降颅压、拜阿司匹林抗血小板治疗,还原型谷胱甘肽、水林佳等保肝治疗,以及其他对症支持治疗。因其肝功异常,未加用他汀。经保肝治疗后,患者 10 天后谷丙转氨酶由 580 IU/L 降至 158 IU/L;谷氨酰转移酶为 542 IU/L,肝病科建议院外注意复查肝功及胆红素。血常规示有贫血,D-二聚体增高,血液科会诊后建议予以补铁治疗,观察病情变化。左肾低密度灶,请泌尿外科会诊后建议暂观察。患者入院第 3 天时言语功能较前有改善,至第 14 天出院时,其言语功能明显改善,肌力恢复至 5 一级,未诉其他不适。

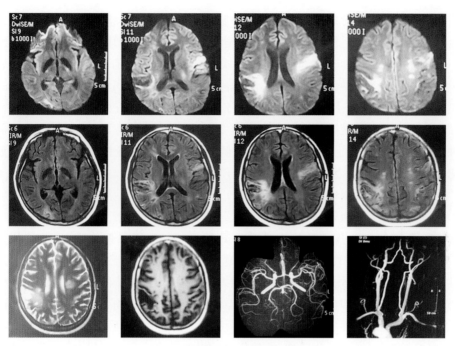

图 1 患者的颅脑 MRI＋MRA

❺ 病情演变

（一）第二次入院

患者出院 2 天后即出现活动后胸闷咳嗽、喘憋而再次入院，并收入呼吸科。

（二）检查评估

入院查体：患者意识清，言语尚流利，心率 136 次/分，律齐，心音低；双肺可；腹部查体无明显异常；肘部及双下肢踝关节处可见淤斑；右下肢足背动脉搏动弱，皮温低。

实验室检查结果显示 D-二聚体超过 20 μg/mL；肝功示谷丙转氨酶598 IU/L，谷氨酰转移酶 608 IU/L，白蛋白 29 g/L。血肿瘤系列：CYFRA21-1 为42.84 ng/mL（正常值为 0.1～3.3 ng/mL）；CEA 为 104.6 ng/mL（正常值为0～5 ng/mL），CA-125 为 760 ng/mL（正常值为 0～35 ng/mL），NSE 为50.17 ng/mL（正常值为 0～20 ng/mL），SA 为 89.4 ng/mL（正常值为 45.6～75.4 ng/mL）。胸部 CT 示双肺片状高密度影，肺动脉增粗，肺动脉及其分支未见明显充盈缺损；双侧胸腔积液；纵隔及小网膜内淋巴结肿大；少量腹水；脾内低密度影。双下肢动静脉彩超示左侧股浅静脉、腘静脉、胫后静脉及小腿肌间静脉血栓形成；右侧腘动脉、胫后动脉栓塞；右侧胫前动脉及足背动脉未探及血流信号，不排除栓塞的可能性。腹部 CT 示胆囊炎；脾脏低密度影，有梗死的可能；腹腔腹膜后及膈肌上多发肿大淋巴结；腹水、盆腔积液。心脏彩超示 LVEF 为 0.38；二尖瓣脱垂，不排除赘生物。因凝血系列异常及脾脏影像学改变，予以骨髓穿刺，结果显示红系呈轻度小细胞低色素样改变，白细胞略高。因诊断不明确，行颈部肿大淋巴结活检，淋巴结内查见转移的低分化腺癌，结合免疫组化，考虑来自消化道；其原发灶尚未发现。

（三）诊断和鉴别诊断

该例患者无脑血管病常见高危因素，且 2 个月内发生了 2 次缺血性脑卒中，考虑隐源性卒中。其辅助检查有如下异常：血沉快，D-二聚体高；血抗核抗体（ANA）为 1：100，阳性；肝功异常，表现为自身免疫性肝脏系列等指标均为阴性，且患者无乏力、饮食欠佳等肝功受累表现，肝病科会诊排除肝炎等相关疾病。心脏彩超示有二尖瓣尖条索样回声性质待定，但未见赘生物及附壁血栓等异常。肿瘤等占位性病变筛查结果：腹部 CT 示胰腺有可疑占位，后行强化 CT、腹部彩超、血淀粉酶等检查，均为阴性，经消化科及影像科会诊后，均排除胰腺等占位性病变。第一次脑梗死时累及部位为皮层，疑为线粒体脑肌病，行 3 次血乳酸检查，仅 1 次结果略高于正常；于我院行 2 次血乳酸检查，结果均为阴性，拟待肝功等好转后行肌肉活检以排除线粒体脑肌病。此次脑梗死不符合血管分布，恢复较好；其诊疗过程中虽已进行肿瘤查找，但无阳性发现。至患者最后一次入院时，已发现有多发栓塞事件，包括中枢神经系统、内脏（如脾脏）、外周血管栓塞事件（如双下肢动静脉栓塞），虽有血清肿瘤标志物增高，但仍未发现其肿瘤原始病灶，后经淋巴结活检证实有腺癌，但肿瘤原发病灶仍未查到，这在已知的特鲁索综合征病例中还是比较少见的。

（四）治疗详情和预后

因患者 PT、Fib 等结果均出现异常，D-二聚体时有波动，故予以输注血浆等治疗，上述指标有好转。因颈部淋巴结活检示低分化腺癌，予以吉非替尼试验性靶向治疗，无明显效果。后因其右下肢动脉血栓程度较重，有发生坏疽的可能，故转入外科，行右下肢动脉取栓手术。患者症状仍进行性加重，于入院第 10 天出现昏迷，2 天后自动出院。电话随访，家属诉患者于出院 3 天后去世。

二、分析讨论

1865 年,特鲁索(Trousseau)首次提出胃癌患者易发生静脉血栓形成,后将癌症患者并发游走性的静脉炎称为"特鲁索综合征"。目前将恶性肿瘤患者在其发病过程中因为凝血和纤溶机制异常而出现的所有临床表现统称为"特鲁索综合征"[1],主要临床表现除游走性静脉炎外,还包括脑血管意外、心肌梗死、外周动脉闭塞、静脉血栓栓塞、特发性深静脉血栓、肝静脉闭塞性疾病、栓塞性血小板减少性紫癜、多脏器功能不全综合征及弥散性血管内凝血,常见于胰腺癌、胃癌、肺癌,与这些癌细胞产生黏蛋白有关。

缺血性脑卒中在恶性肿瘤患者中的发病率高于普通人群 1.5 倍。近年来,恶性肿瘤患者以脑梗死为首发症状而缺少卒中危险因素的报道逐渐增多,包括肺癌、卵巢癌等多种类型,其中以腺癌多见[2]。临床上不明原因型缺血性脑卒中患者中,恶性肿瘤的发病率可高达 20.4%。恶性肿瘤患者存在发生脑梗死的高风险,缺血性脑卒中可以提前于肿瘤诊断前数月或数年发生,而且恶性肿瘤确诊后半年内发生脑梗死的风险最高;在肿瘤患者当中,脑血管病变居于中枢神经系统并发症的第二位[3-4]。恶性肿瘤常合并其他凝血功能紊乱相关的疾病,如合并静脉栓塞、颅外其他系统动脉栓塞、非细菌性血栓性心内膜炎、弥散性血管内凝血等。

目前认为,特鲁索综合征的发病机制是一系列的重叠机制,主要与凝血系统与纤溶系统之间的平衡破坏有关。其凝血功能障碍机制目前认为与以下因素有关:

(1)凝血系统的激活:首先,肿瘤可造成血管内皮细胞损害,肿瘤细胞分泌促凝剂和宿主血管之间相互作用。当巨噬细胞与恶性肿瘤细胞相互作用时,释放白介素-1、白介素-6、肿瘤坏死因子等细胞因子,导致血管内皮损伤[5-6]。其次,肿瘤可使血小板活化,损伤的血管内皮细胞生成抑制血小板聚集的物质明显减少,如 ADP 酶、前列环素和氧化亚氮等;肿瘤细胞合成黏蛋白,可促进血小板黏附、激活;血小板可牢固黏附于损伤部位的细胞外基质,被激活后释放出多种化合物,从而导致大量血小板快速激活和聚集,最终导致血小板活化[5,7,8]。再次,组织因子释放及癌促凝物质分泌均可激活凝血系统及提高血小板活性[8-9]。最后,凝血酶、纤维蛋白原反应性上调,可导致血管通透性增加以及细胞外基质重建,另外可促进肿瘤细胞的黏附、增殖、迁移以及新生血管生成,导致高凝状态[5]。

(2)纤溶系统的抑制及抗凝活性的降低:损伤的血管内皮细胞以及肿瘤细胞均可分泌部分细胞因子,从而削弱纤溶功能。血管内皮细胞损伤无法生成拮抗凝血酶或凝血因子的物质;被激活的凝血因子大量消耗抗凝物质;肿瘤细胞分泌或诱导单核巨噬细胞产生白介素等,进而影响蛋白 C 系统抗凝,并增加内皮黏附分子的表达[7],均可引起抗凝活性的降低。

(3)与肿瘤的治疗有关,如化疗药物、放疗,以及手术、输血等其他对症支持治疗均可影响患者的凝血系统。

实验室检查:D-二聚体和纤维蛋白降解产物(fibrinogen degradation products,FDP)水平显著增高;血浆 D-二聚体水平测定可作为诊断肿瘤患者合并各种血栓形成的指标。同时,D-二聚体水平也可作为衡量肿瘤的活动性及作为提示肿瘤诊断的一个指标[10-12]。TCD 检查可证实恶性肿瘤患者双侧颈动脉的血栓信号明显增多[13]。恶性肿瘤可能导致非细菌性血栓性心内膜炎,其栓子脱落可引发多发性脑梗死[14]。另外,肿瘤患者的血清肿瘤标志物是升高的,有学者认为升高的肿瘤标志物参与了血栓栓塞的形成[15]。

影像学特点:特鲁索综合征患者的双侧栓塞明显多于心源性或动脉-动脉栓塞患者,其颅脑磁共振可见病灶无强化、非环形、聚集成团,或单一部位的 DWI 高信号,直径 0.5～2.0 cm,常位于外周或大血管区域,分水岭区少见,无弥漫皮质带状或深部灰质核团受累;并认为在 DWI 相病灶累及 3 个或 3 个以上血管分布区[4,16]。

特鲁索综合征的临床特点:缺血性脑卒中的发病时间可提前于发现肿瘤前数月或数年;尤其是在确诊恶性肿瘤后的 6 个月内,缺血性脑卒中的发病风险明显升高。肿瘤患者不明原因卒中和多血管区域梗死的发生率显著增加,其临床症状与传统脑梗死比较,差异无统计学意义[17]。

特鲁索综合征的发病机制复杂,目前尚无一级预防治疗策略。在控制传统危险因素(包括高血压病、糖尿病、高脂血症、高同型半胱氨酸血症)的基础上,积极针对病因行抗肿瘤治疗以改善恶性肿瘤引起的高凝状态是预防的基础。特鲁索综合征首选抗凝治疗,有学者认为,抗血小板治疗是无效的[18]。推荐低分子肝素用于肿瘤相关血栓形成的初始治疗和长期治疗,维生素 K 拮抗剂可使用,不推荐新型口服抗凝药[8]。在脑梗死急性期,除抗凝治疗外,溶栓治疗的安全性和有效性尚需进一步研究。另外需积极治疗原发肿瘤,如果肿瘤能够得到有效控制,是可以改善该类患者的预后的。最后要注意控制感染,感染可增加血管内血栓形成的风险。

三、病例启示

特鲁索综合征是恶性肿瘤伴血液高凝状态引起的血栓栓塞并发症。先发现肿瘤，进而肿瘤发生颅内转移或者因血液高凝状态及癌栓并发脑梗死在临床上并不罕见；然而，以缺血性卒中起病，继而出现全身多处血栓栓塞，包括动脉和静脉系统合并恶性肿瘤在临床较为鲜见。针对该病例，我们得到的启示是对于一些特殊情况的脑梗死患者，如在多动脉供血区域脑梗死、影像学不符合血管分布、MR 血管成像未见责任动脉狭窄、D-二聚体水平明显升高、青年脑梗死等卒中患者，需要警惕存在特鲁索综合征的可能。可根据血清肿瘤标志物以筛查潜在的恶性肿瘤。

参考文献

[1] LEE K W, BANG S M, KIM S, et al. The incidence, risk factors and prognostic implications of venous thromboembolism in patients with gastric cancer[J]. Journal of thrombosis hemostasis, 2010, 8(3): 540-547.

[2] KWANGSOO K, JIHUN L. Risk factors and biomarkers of ischemic stroke in cancer patients[J]. Journal of Stroke, 2014, 16(2): 91-96.

[3] SUK J, JAE H, MIJI L, et al. Clues to occult cancer in patients with ischemic stroke[J]. PLOS one. 2012, 7(9): 44959.

[4] FINELLI P, NOUH A. Three-territory DWI acute infarcts: diagnostic value in cancer-associated hypercoagulation stroke (Trousseau Syndrome)[J]. American journal of neuroradiology, 2016, 37(11): 2033-2036.

[5] REPETTO O, DERE V. Coagulation and fibrinolysis in gastric cancer [J]. Annals of New York academy sciences, 2017, 1404(1): 27-48.

[6] FABIO S T, SANDRINE M J, SERGE A B. First-ever stroke as initial presentation of systemic cancer[J]. Journal of stroke and cerebrovascular disease, 2008, 17(4): 169-174.

[7] 附丹丽, 陈培丰. 恶性肿瘤高凝状态的中西医发病机制[J]. 肿瘤防治研究, 2018, 45: 179-182.

[8] IKUSHIMA S, ONO R, FUKUDA K, et al. Trousseau's syndrome:

cancer-associated thrombosis[J]. Japanese journal of clinical oncology, 2016, 46(3): 204-208.

[9] CIHAN A Y, DUNKLER D, PIRKER R, et al. High D-dimer levels are associated with poor prognosis in cancer patients[J]. Haematologica, 2012, 97(8): 1158-1164.

[10] CHEN Y J, ZENG J S, XIE X R, et al. Clinical features of systemic cancer patients with acute cerebral infarction and its underlying pathogenesis [J]. International journal of clinical experimental medicine, 2015, 8 (3): 4455-4463.

[11] MIE H S, MUGE K, INCI S, et al. Risk factors, biomarkers, etiology, outcome and prognosis of ischemic stroke in cancer patients[J]. Asian pacific journal of cancer prevention, 2018, 199(3): 649-653.

[12] GON Y, OKAZAKI S, TERASAKI Y, et al. Characteristics of cryptogenic stroke in cancer patients[J]. Annals of clinical and translational neurology, 2016, 3(4): 280-287.

[13] SEOK J M, KIM S G, KIM J W, et al. Coagulopathy and embolic signal in cancer patients with ischemic stroke[J]. Annals of neurology, 2010, 68(2): 213-219.

[14] GLASS J P. The diagnosis and treatment of stroke in a patient with cancer: nonbacterial thrombotic endocarditis (NBTE): a case report and review [J]. Clinical neurology neurosurgery, 1993, 95(4): 315-318.

[15] KATO T, YASUDA K, IIDA H, et al. Syndrome caused by bladder cancer producing granulocyte colony-stimulating factor and parathyroid hormone-related protein[J]. Oncology letters, 2016, 12(5): 4214-4218.

[16] UMEMURA T, YAMAMOTO J, AKIBA D, et al. Bilateral cerebral embolism as a characteristic feature of patients with trousseau syndrome[J]. Journal of clinical neuroscience: official journal of The neurosurgical society of Australasia, 2017, 42: 155-159.

[17] SUN B, FAN S, LI Z, et al. Clinical and neuroimaging features of acute ischemic stroke in cancer patients[J]. European neurology, 2016, 75 (5-6): 292-299.

[18] MATSUMOTO N, FUKUDA H, HANDA A, et al. Histological

examination of trousseau syndrome-related thrombus retrieved through acute endovascular thrombectomy：report of 2 cases［J］. Journal of stroke and cerebrovascular diseases，2016，25(12)：e227-e230.

（作者：刁增艳）

案例 5

感染性心内膜炎继发脑梗死

一、病例分享

❶ 初步病史

患者女性,52岁,农民,因"全身酸痛10余天,发热伴意识不清5天"收入院。

❷ 病情演变

10余天前患者无明显诱因出现全身酸痛不适,当时无发热,无抽搐等其他不适,未予特殊处理。患者于5天前突然出现发热,体温高时达39.2 ℃,后出现呼之不应,无抽搐及口唇发绀等异常,于当地医院就诊,行颅脑CT检查示多发缺血变性灶,遂转入医院急诊,后由急诊收入病房。患者既往有风湿性心脏病史,未行规范治疗。

❸ 检查评估

入院查体:患者呈嗜睡状态,言语欠流利,查体欠合作。心肺腹查体示心律齐,心尖区可闻及收缩期4/6吹风样杂音,余(一);全身皮肤散在奥斯勒(Osler)结节,右手食指及左脚第三趾末端呈暗红色。脑神经查体示双瞳孔等大等圆,对光反射略迟钝,伸舌居中,余(一);四肢:左侧肢体有自主活动,肌力5级;右侧肢体无自主活动,坠落试验(十);左侧肢体肌张力略高;左侧膝反射(十十)>右

（＋）；双侧 Babinski 征（＋）；颈软,脑膜刺激征（－）。余查体欠合作。

实验室检查:血常规示白细胞 $11.0 \times 10^9/L$,中性粒细胞 79.2%,血小板 $194 \times 10^9/L$;血沉 46 mm/h;二便常规、乙肝五项、肝肾功、血生化、血糖、血脂、肌酶谱正常,维生素 B_1、维生素 B_{12}、梅毒抗体、甲功及甲状腺抗体、风湿系列、血清肿瘤标志物均无明显异常。凝血系列示 PT、APTT、INR 等均为正常,D-二聚体为 6.13 $\mu g/mL$(正常值为 0~0.5 $\mu g/mL$);Fib 1.45 g/L(正常值为 2~4 g/L);风湿系列:C 反应蛋白 22 mg/L(正常值为小于 5 mg/L),余正常。

影像学检查:

心脏彩超示 LVEF 为 0.65;二尖瓣脱垂;二尖瓣反流;三尖瓣反流;二尖瓣瓣尖条索样回声(性质待定),心内科会诊后建议经食道超声确诊(家属拒行)。

颈动脉超声:双侧颈动脉超声检查未见异常。

胸部 CT＋腹部 CT＋强化:胸部 CT 未见明显异常;患者有脂肪肝,胆囊炎,左肾囊肿;左肾低密度影,考虑缺血性改变,具体应结合临床;十二指肠降段及水平段壁增厚,建议进一步检查;腹腔及腹膜后淋巴结肿大。颅脑 MRI＋MRA 示脑内多发梗死灶并出血,脑动脉硬化并多动脉狭窄(见图 1)。颅脑 CT 如图 2 所示。

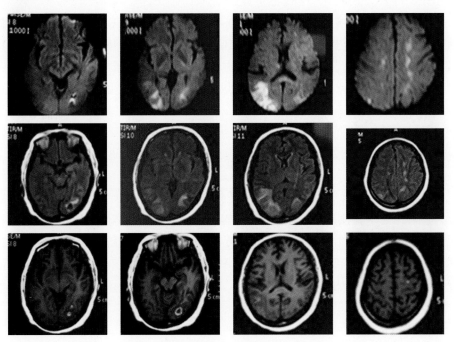

图 1　颅脑影像 MRI＋MRA＋SWI(一)

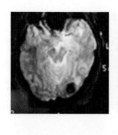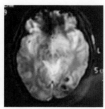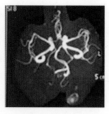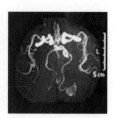

图 1　颅脑影像 MRI＋MRA＋SWI(二)

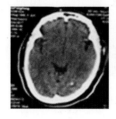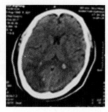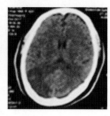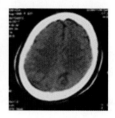

图 2　颅脑 CT

❹ 鉴别诊断

患者为中年女性,既往有风湿性心脏病史,此次发病前有全身酸痛等感染症状,后出现发热,结合其心脏超声及既往风湿性心脏病史,查体有全身 Osler 结节,其感染性心内膜炎诊断成立。患者无脑血管病高危因素,影像学表现为多处散在,不符合血管分布,梗死部位多位于皮层及皮层下,其感染性心内膜炎后继发脑梗死诊断成立。

❺ 治疗详情和预后

予以患者甘露醇、拜阿司匹林、阿托伐他汀、抗感染治疗及其他对症支持治疗。患者因处于脑梗死急性期,一般情况较差,经与家属交代病情后,家属拒行手术等其他治疗。10 天后患者病情好转,意识清,构音障碍较前有好转,右侧肢体肌力恢复至 3 级,仍双侧 Babinski 征阳性。出院后嘱其于当地医院行康复治疗,并于心外科及心内科随诊。

二、分析讨论

感染性心内膜炎(infective endocarditis,IE)是由细菌、真菌和其他病原微生物引起的心内膜、心瓣膜或邻近大动脉内膜感染且形成赘生物的疾病,病理检查可见微生物、炎性细胞、血小板及纤维蛋白[1]。导致感染性心内膜炎的主要原因为瓣膜异常,最常见的是二尖瓣狭窄及钙化性主动脉瓣狭窄,即改变此两个瓣膜血流动力学的瓣膜异常均易导致心内膜赘生物的产生。感染性心内膜炎的三联症为发热、心脏杂音以及脑卒中。患者常见体征包括脾大、杵状指、淤斑、贫血、白细胞增多、血沉增快等心内膜炎征象,25%～70%的感染性心内膜炎患者可表现为伴或不伴出血的脑梗死、短暂性脑缺血发作、脑膜炎、脑炎、脑脓肿、周围神经病、癫痫、精神行为异常以及较罕见的细菌性动脉瘤[2-4],甚至在 18 岁以下的感染性心内膜炎患者当中,脑梗死、脑出血、蛛网膜下腔出血也较常见[5]。

　　缺血性脑卒中是感染性心内膜炎最重要的并发症,主要是由于心内膜赘生物脱落后形成栓子阻塞颅内动脉所致,如栓子播散到颅内或脑膜血管则进一步导致颅内脓肿或脑膜炎病变。感染性心内膜炎的栓塞事件与赘生物密切相关,当赘生物最大径超过 10 mm 或活动度较大时,引起栓塞、再栓塞及死亡的风险明显增加,是尽早手术的强烈指征[6-7]。

　　在所有由感染性心内膜炎引起卒中的患者中,脑梗死占 70%,出血占 30%。出血的原因包括梗死后出血、细菌性动脉瘤破裂、动脉炎血管壁破裂。随着抗生素的早期、广泛应用,感染性心内膜炎患者很少出现皮肤淤点、栓塞、脾增大、Osler 结节等典型表现,增加了诊断难度[4]。

　　影像学检查的特点可概括为:急性缺血性病灶通常是多发的皮层和皮层下梗死,分布于多个血管供血区,也可以是单发病灶呈楔形;或是虽已启动脑卒中二级预防,仍有反复多次卒中发作。患者可表现为伴或不伴出血的脑梗死、短暂性脑缺血发作、脑膜炎、脑脓肿、周围血管病变等其他血管栓塞事件;心脏瓣膜赘生物大小和活动情况与栓塞有密切关系,赘生物小于 5 mm 者很少发生栓塞[2-3]。

　　一旦怀疑或确诊感染性心内膜炎,应尽早采用大剂量、长疗程的抗生素治疗,等血培养结果回报,再调整抗生素的使用。然而,在抗生素使用的第 1 周里,内膜赘生物常常脱落,造成二次栓塞。因其出现的栓塞多为菌栓,因此抗凝治疗效果欠佳。内科治疗效果不满意者应尽早手术治疗,以减少内科药物的不良反应以及栓塞事件风险。

　　以往一般认为,伴发脑梗死的患者至少要等待 4 周,待颅内情况稳定后才进行心血管手术,其神经系统恶化发生率是最低的,近年来已逐渐倾向于 2～4 周甚至 2 周以内手术,其神经系统结果均可接受[8-10]。欧洲心脏病学会在其 2015年版《感染性心内膜炎管理指南》中提出,除脑出血外,其余并发症均不为急性感染性心内膜炎的手术绝对禁忌证。建议发生卒中后,对存在心衰、未控制的感染、脓肿或持续性高血栓栓塞风险的患者,一旦苏醒或经头颅 CT 或 MRI 排除颅内出血后应立即手术[11]。未手术治疗、低白蛋白和脑卒中是引起感染性心内膜炎住院患者死亡的独立危险因素[12]。

既往研究显示,感染性心内膜炎患者静脉溶栓后脑出血或系统性出血的风险明显增高,因此不推荐溶栓治疗[13-14]。近期一项回顾性研究提示,与感染性心内膜炎相关的急性脑梗死患者,其静脉溶栓及机械取栓治疗在神经功能恢复及死亡率方面差异无统计学意义,但静脉溶栓术后的脑出血发生率明显高于机械取栓,二者相比较,机械取栓更适用于感染性心内膜炎患者[15]。越来越多的研究提示,对感染性心内膜炎患者,机械取栓是可行的[16]。感染性心内膜炎引起的脑梗死抗血小板治疗仍有争议,在一项随机双盲对照实验中,阿司匹林并没有减少此类脑梗死患者再发的风险[17]。2015 年,欧洲心脏病学会推荐,对于非细菌性血栓性心内膜炎的患者,如无禁忌应抗凝,首选普通或低分子肝素、华法林;如合并肿瘤时,对于金黄色葡萄球菌感染的心内膜炎患者,若未出现卒中,可以考虑将口服抗凝药物更换为肝素或低分子肝素,持续 1～2 周[11]。

三、病例启示

感染性心内膜炎的感染性赘生物脱落栓塞是引起脑卒中的病因之一,且患者临床预后较差,需注意早期诊断和治疗。临床上遇到隐源性脑卒中且有下列特点的患者需怀疑有感染性心内膜炎的可能:器质性心脏病患者出现原因不明发热 1 周以上;新出现的心脏杂音,或原有杂音性质发生改变;动脉栓塞而无原因解释;原因不明的心力衰竭;心脏手术后伴持续性发热超过 1 周。及时给予抗感染治疗及手术治疗可以挽救患者的生命。以高热合并多发性梗死、梗死合并蛛网膜下腔出血、梗死后近期再梗死、一般抗感染治疗后仍持续高热的病例,要想到感染性心内膜炎的可能。对患者应进行血培养和心脏彩超检查,及时组织相关学科会诊,尽早诊断和治疗,改善患者预后。

参考文献

[1] GAETANO T，CRISTINA B. Pathology and pathogenesis of infective endocarditis in native heart valves[J]. Cardiovascular pathology，2006，15(5)：256-263.

［2］BRAIN S，REZA B，SCOTT S. Bacterial endocarditis and cerebrovascular disease［J］. Current neurology and neuroscience reports，2016，16(12)：104-110.

［3］GRECU N，TIU C，TERECOASA E，et al. Endocarditis and stroke ［J］. Medication，2014，9(4)：375-381.

［4］中华医学会心血管病学分会，中华心血管病杂志编辑委员会. 成人感染性心内膜炎预防、诊断和治疗专家共识［J］. 中华心血管病杂志，2014，42(10)：806-816.

［5］CAO GF，QI B. Pediatric infective endocarditis and Stroke：a 13-year single-center review［J］. Pediatric neurology，2019，90：56-60.

［6］DICKERMAN S A，ABRUTYN E，BARSIC B，et al. The Relationship between the initiation of antimicrobial therapy and the incidence of stroke in infective endocarditis：an analysis from the ICE prospective cohort study(ICE-PCS)［J］. American heart journal，2007，154(6)：1086-1094.

［7］王常田，许飚，张雷，等. 合并脑血管并发症的感染性心内膜炎的外科治疗［J］. 中华神经科杂志，2015，53(6)：442-445.

［8］BARSIC B，DICKERMAN S，KRAJINOVIC V，et al. Influence of the timing of cardiac surgery on the outcome of patients with infective endocarditis and stroke［J］. Clinical infective disease，2013，56(2)：209-217.

［9］YEATES A，MUNDY J，GRIFFIN R，et al. Early and midterm outcomes following surgical management of infective endocarditis with associated cerebral complications：a single centre experience［J］. Heart and lung circulation，2010，19(9)：523-527.

［10］OH T H，WANG T K，PEMBERTON J A，et al. Early or late surgery for endocarditis with neurological complications ［J］. Asian cardiovascular & thoracic annals，2016，24(5)：435-440.

［11］HABIB G，LANCELLOTTI P，ANTUNES M J，et al. 2015 ESC guidelines for the management of infective endocarditis：the task force for the management of infective endocarditis of the European society of cardiology （ESC）. Endorsed by：European association for cardio-thoracic surgery （EACTS），the European association of nuclear medicine（EANM）［J］. European heart journal，2015，36(44)：3075-3128.

[12] 张冰琰,杨飞飞,于洁,等. 医疗机构相关性感染性心内膜炎的流行病学特点及其预后[J]. 中华传染病杂志,2015,33(3):132-136.

[13] WALKER K A, SAMPSON J B, SKALABRIN E J, et al. Clinical characteristics and thrombolytic outcomes of infective endocarditis associated stroke[J]. The neurohospitalist, 2012, 2(3): 87-91.

[14] ASAITHAMBI G, ADIL M, QURESHI A I, et al. Thrombolysis for ischemic stroke associated with infective endocarditis-results from the nationwide inpatient sample[J]. Stroke, 2013, 44(10): 2917-2919.

[15] ROBERT J M, SUNG M C, PRATEEK T, et al. Acute ischemic stroke therapy in infective endocarditis: case series and aystematic review[J]. Journal of stroke and cerebrovascular diseases, 2019, 28(8): 2207-2212.

[16] KELLY L S, SCOTT B R, JAMES D R, et al. Mechanical thrombectomy in stroke from infective endocarditis: case report and review[J]. Journal of stroke and cerebrovascular disease, 2020, 29(1): 104501-104505.

[17] HOEN B, DUVA X. Clinical practice. Infective endocarditis[J]. The new England journal of medicine, 2013, 368(15): 1425-1433.

（作者:刁增艳）

案例
6

抗磷脂综合征

一、病例分享

❶ 初步病史

患者李某,女,45岁,农民,因"意识模糊伴右侧肢体活动不灵40天"入院。患者有高血压病史6年,糖尿病病史8年,脑梗死(右枕叶)病史10个月。

❷ 病情演变

患者40天前无明显诱因出现意识模糊,伴右侧肢体活动不灵及言语不清,无头痛、头晕,无恶心、呕吐,无肢体抽搐及大小便失禁,至当地医院就诊,行颅脑CT检查示"右枕叶软化灶",给予输液治疗(具体药物不详)后病情好转。27天前患者病情加重,复查颅脑CT示"左侧额颞枕叶及左侧半卵圆中心片状梗死灶",继续行输液及针灸治疗后病情无明显好转,为求进一步诊治收入我院。

❸ 检查评估

入院查体:患者意识模糊,言语不能,查体不合作;双瞳孔等大等圆,直径3 mm,对光反射灵敏。右鼻唇沟浅,余颅神经查体不合作。右侧上下肢肌张力降低,肌力0级;左侧上下肢肌张力正常,肌力5级。双侧膝反射等叩(+)。右侧Babinski征(+),左侧Babinski征(-)。颈软,Kernig征(-)。感觉、共济查体不合作。

入院后行颅脑 CT 及 CTA 检查,结果显示右枕叶及左侧大脑半球大面积梗死,头颈部动脉多发中重度狭窄,部分闭塞,远端血管稀少(见图 1)。血液化验:ACL-IgG 42.56 U/mL,C 反应蛋白 11 mg/L,尿蛋白(+++),非小细胞肺癌相关抗原6.34 ng/mL,CA125 334.7 U/mL,血沉 30 mm/h,血白蛋白24.6 g/L,血糖10.75 mmol/L,肌酸激酶 239 U/L,乳酸脱氢酶 355 U/L,血钾 2.5 mmol/L。结合患者有脑动脉血栓,下肢静脉血栓,ACL 抗体(+),C 反应蛋白升高,尿蛋白(+++),高度怀疑患者为抗磷脂综合征。

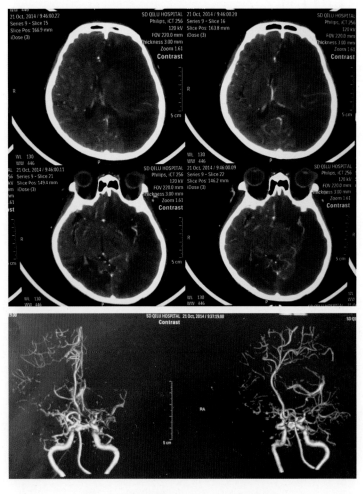

图 1　患者的颅脑 CT＋CTA 检查结果

❹ 鉴别诊断

该患者应与其他病因引起的易栓症相鉴别。系统性红斑狼疮(SLE)患者可以有血栓形成,但若不合并有抗磷脂综合征,则抗磷脂抗体的相关检测通常呈阴性。动脉粥样硬化和高胆固醇血症引起的血栓形成常合并有高血压、糖尿病、高脂血症等慢性疾病。心源性血栓形成常合并有心房纤颤、心脏瓣膜病、卵圆孔未闭等心脏疾病。因肿瘤高凝状态引起的血栓形成,常有原发肿瘤或副肿瘤综合征的表现。

❺ 治疗详情及预后

给予患者脱水降颅压,抗血小板,抗凝,糖皮质激素,控制血压、血糖以及对症支持药物治疗。患者入院后发现右下肢肿胀,怀疑下肢静脉血栓形成。患者意识障碍进行性加重,颅脑CT发现大面积脑梗死伴中线移位,考虑脑疝形成。告知家属病情后,患者自动出院。

二、分析讨论

抗磷脂综合征(antiphospholipid syndrome,APS)是自身抗体介导的,以反复动脉或静脉血栓和(或)病态妊娠为特征的获得性易栓性疾病[1]。抗磷脂综合征可累及多个器官及系统,其中神经系统常被累及,而颅内血管是最常见的病变部位。

APS可分为原发性抗磷脂综合征(primary antiphospholipid syndrome,PAPS)和继发性抗磷脂综合征(secondary antiphospholipid syndrome,SAPS)。PAPS是10%～15%的血栓性疾病和1/3的青年卒中的原因[2]。SAPS多见于系统性红斑狼疮(30%～40%)或类风湿关节炎等自身免疫病。此外,还有一种少见的恶性抗磷脂综合征(catastrophic APS,CAPS),表现为短期内进行性广泛小血管血栓形成,造成至少3种器官功能急性衰竭,病情可迅速发展,甚至死亡[3]。

神经系统是APS的主要受累系统,根据假定的主要致病机制,神经症状被分为血栓性和非血栓性[4]。血栓性神经系统表现包括急性缺血性脑卒中、短暂性缺血性发作(TIA)、脑静脉血栓形成(CVT)、斯内顿(Sneddon)综合征、可逆性脑血管收缩综合征,非血栓性神经系统表现包括头痛、癫痫、运动障碍、多发性硬化样综合征、横贯性脊髓炎、认知障碍和痴呆、神经精神症状、周围神经病、自主功能障碍等。APS的静脉血栓形成比动脉血栓形成多见。静脉血栓以下肢深静脉血栓最常见,此外还可出现颅内静脉窦血栓形成[5]。急性缺血性卒中和短暂性脑缺血发作(TIA)是APS动脉病变最常见的表现[6]。根据欧洲的一项研究,APS患者卒中和TIA的累积患病率分别为19.8%和11.1%。另外,脑卒中患者中APL的阳性检出率高达13.5%,其中年轻人的检出率更高。此外,之前一项对128例CVT和APL患者的研究表明,预期APL阳性患者的发病平均年龄为46岁。APS患者卒中机制可能是血栓形成或心源性栓塞,其临床表现取决于病变的部位和实体。在接受神经放射学评估的110名SLE和非SLE APL阳性患者的队列中,最常见的发现是大梗死(22%),其次是白质变化(17%)、小皮质梗死(10%)和腔隙性梗死(9%)。在一组包含55名APS患者的队列中,25名患有缺血性卒中,最常见的闭塞部位是大脑中动脉(31%)。患者还可以有关节痛及关节炎的表现[7]。

抗磷脂抗体(APL)是一组针对各种带负电荷磷脂(结合蛋白)的自身抗体,作用于磷脂结合蛋白如 β_2-糖蛋白1(β_2-GP1)、凝血酶原、C反应蛋白、蛋白S、锚定蛋白等而产生病理反应。APL主要包括狼疮抗凝物(LA)、抗心磷脂抗体、抗 β_2-GP1抗体[8]。现在普遍认为,抗 β_2-GP1抗体比抗心磷脂抗体和狼疮抗凝物更具有特异性,是APS患者血栓形成和习惯性流产的独立危险因素[9]。

分类标准方面,目前多采用2006年的札幌标准悉尼修订版[10],临床症状包括:

(1)血栓形成:任何器官或组织发生一次以上动脉、静脉或小血管血栓。

(2)妊娠丢失:至少一次10周以上的不明原因、形态正常的胎儿死亡,或三次以上不明原因的早期自发性流产(小于10周),或不超过34周,子痫、先兆子痫或胎盘功能不全致胎儿早产一次。

实验室指标:间隔不少于12周,且2次以上检出:①血浆LA阳性;②中至高滴度IgG/M类ACL(不少于40单位);③IgG/M类抗 β_2-GP1。诊断APS:至少1项临床症状外加1项实验室指标。

APS静脉血栓需与蛋白C、蛋白S和抗凝血酶Ⅲ缺陷症、血栓性血小板减少性紫癜、纤溶异常、肾病综合征、阵发性夜间血红蛋白尿、白塞病及与口服避孕药相关的血栓等疾病相鉴别。APS动脉血栓需与高脂血症、糖尿病血管病变、血栓闭塞性脉管炎、血管炎、高血压等疾病相鉴别。需要注意的是,APL的出现并不一定发生血栓,约 12% 的正常人中可以出现 IgG 或 IgM 类 APL 抗体阳性。梅毒和 AIDS、莱姆(Lyme)病、传染性单核细胞增多症、结核等疾病分别有 93%、39%、20%、20% 的抗磷脂抗体阳性率。一些药物如酚噻嗪、普鲁卡因胺、氯丙嗪、肼苯达嗪、苯妥英钠、奎宁、普耐洛尔和口服避孕药也可以诱导出 APL;另外,有一些恶性肿瘤如黑色素瘤、肾母细胞瘤、肺癌、淋巴瘤和白血病等亦可出现 APL 或抗 β_2-GP1 抗体阳性。

由于 APS 患者神经系统的表现与血栓形成有关,故治疗以抗凝为主。阿司匹林、肝素和华法林是抗磷脂综合征的常用药物,可给予肝素联合阿司匹林或华法林联合阿司匹林治疗[11],调节 INR 达到 2～3[12];也可给予 X 因子抑制剂磺达肝癸或利伐沙班治疗。如 APS 患者血栓事件反复发生,或合并 SLE 等自身免疫疾病,甚至是 CAPS 患者,建议应用糖皮质激素、免疫抑制剂或免疫球蛋白治疗。此外,羟基氯喹(HCQ)应作为 APS 难治性病例的辅助治疗药物。随机临床试验证实,HCQ 对 APS 患者预防原发和继发性血栓形成具备有效性和安全性。他汀类药物具有抗炎作用,并有可能降低 β_2-GP1-内皮的结合。一项前瞻性开放标记试验研究显示,每天服用 40 mg 氟伐他汀,连续 3 个月,APL 阳性患者的促炎和血栓前生物标记物显著降低了 50%。根据现有数据,对没有高脂血症的 APS 患者不推荐他汀类药物。

三、病例启示

对发病年龄低于 45 岁的青年卒中患者,必须进行抗磷脂抗体的检测,以排除抗磷脂综合征。有血管病危险因素的高龄卒中患者也应常规行抗磷脂抗体的检测。脑卒中患者一旦考虑抗磷脂综合征,需要进行规范的抗凝治疗,肝素和华法令是主流方案,有时还需要激素及免疫治疗,联合阿司匹林是标准方案,以预防疾病进一步发展,无论是否有 SLE,羟氯喹可能有益。

参考文献

[1] VREEDE A P, BOCHENSTEDT P L, KNIGHT J S. Antiphospholipid syndrome: an update for clinicians and scientists[J]. Current opinion in rheumatology, 2017, 29(5): 458-466.

[2] RUIZ-IRASTORZA G, CROWTHER M, BRANCH W, et al. Antiphospholipid syndrome[J]. Lancet, 2010, 376(9751): 1498-1509.

[3]CERVERA R. CAPS Registry[J]. Lupus，2012，21(7)：755-757.

[4]Sanna G，D'Cruz D，Cuadrado M J. Cerebral manifestations in the antiphospholipid(Hughes) syndrome[J]. Rheumatic disease clinics of north America，2006，32：465-490.

[5]SAKAMOTO S，AKUTSU K，KAWASE K，et al. Simultaneous presentations of deep vein thrombosis and cerebral sinus thrombosis in a case of primary antiphospholipid syndrome[J]. Angiology，2008，59(6)：765-768.

[6] FLEETWOOD T，CANTELLO R，COMI C. Antiphospholipid syndrome and the neurologist：from pathogenesis to therapy[J]. Frontiers in neurology，2018，9：1-13.

[7]UGONILI L M R，ADRIANA D，ANDREAS F，et al. Update on antiphospholipid antibody syndrome [J]. Revista da associacao medica brasileira，2017，63(11)：994-999.

[8]AMIRAL J，PEYRAFITTE M，DUNOIS C，et al. Anti-phospholipid syndrome：Current opinion on mechanisms involved，laboratory characterization and diagnostic aspects[J]. Transfusion and apheresis science，2017，56(4)：612-625.

[9]LI R，DAGUZAN M，VANDERMIJNSBRUGGE F，et al. Both IgG and IgM anti-β_2 glycoprotein Ⅰ antibodies assays are clinically useful to the antiphospholipid syndrome diagnosis[J]. Acta clinica belgica，2014，69(6)：433-438.

[10]LACKNER K J，PEETZ D，VON LANDENBERG P. Revision of the sapporo criteria for the antiphospholipid syndrome-coming to grips with evidence and Thomas Bayes[J]. Thrombosis and haemostasis，2006，95(6)：917-919.

[11]ESPINOSA G，CERVERA R. Current treatment of antiphospholipid syndrome：lights and shadows[J]. Nature reviews rheumatology，2015，11(10)：586-596.

[12]LINNEMANN B. Antiphospholipid syndrome：an update[J]. Vasa，2018，47(6)：451-464.

（作者：夏文）

案例
7

大脑皮层静脉血栓形成

一、病例分享

❶ 初步病史

患者男性,59岁,农民,因"发作性右上肢抖动10天,右上肢无力5天"入院。

❷ 病情演变

10天前患者坐位聊天时,在无明显情绪波动的情况下出现右上肢不自主抖动,持续约10分钟后自行缓解,发作前后无肢体无力,不伴意识障碍、二便失禁,否认头痛、发热,否认眩晕、视物模糊。遂至当地医院就诊,住院期间症状再发数次,性质同前。5天前晨起出现右上肢无力,表现为持物不能,尚能抬起。右下肢肌力无改变,不伴言语障碍。3天前在当地行颅脑MRI检查示脑内多发缺血变性灶、软化灶;左侧额顶叶皮层下异常信号,提示白质脱髓鞘改变,必要时进一步检查除外其他不典型病变;双侧上颌窦黏膜囊肿;轻度脑动脉硬化。给予抗血小板聚集、改善微循环等治疗,症状无好转。

既往史:患者有高血压病史10余年,最高180/110 mmHg,未规律服药;有脑梗死病史13年,遗留右下肢活动不灵(行走轻微拖曳)。否认糖尿病、冠心病病史,否认特殊毒物接触史,否认饲养过牛、羊、鸽子。有吸烟史40年,每日20支,否认酗酒史。

❸ 检查评估

入院查体:体温 36.1℃,脉搏 64 次/分,呼吸 18 次/分,血压 139/79 mmHg,心肺腹查体(一)。神经系统查体见意识清,记忆力、定向力、计算力正常;右侧鼻唇沟略浅,伸舌偏右,其余脑神经查体(一);左侧肢体肌力 5 级,右上肢近端肌力 3+级,远端肌力 0 级,右下肢肌力 4+级,右下肢肌张力略高,双侧腱反射等叩(++),右侧 Chaddock 征(+);深浅感觉无异常;脑膜刺激征(一)。

实验室检查:三大常规、大便隐血、艾滋病病毒抗体、乙肝五项、血清蛋白电泳、凝血系列(D-二聚体 0.05 μg/mL)、肝功、肾功、血脂、血生化、血糖、肌酸激酶、血沉、肿瘤系列、甲状腺功能及抗体、风湿系列、ANCA、ACL、C 反应蛋白均未见明显异常。血同型半胱氨酸 30.5 μmol/L(正常值为小于 15.0 μmol/L)。

影像学检查见颅脑 CT(见图 1)和颅脑 MRI(见图 2)分别示左侧额顶叶有异常信号。

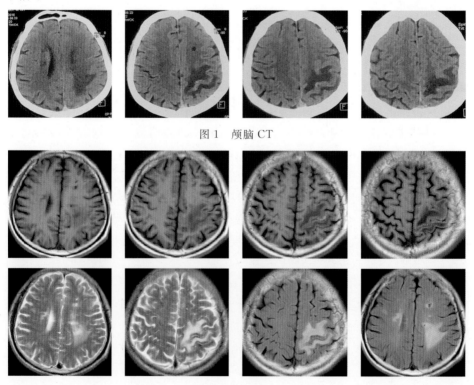

图 1　颅脑 CT

图 2　颅脑 MRI(一)

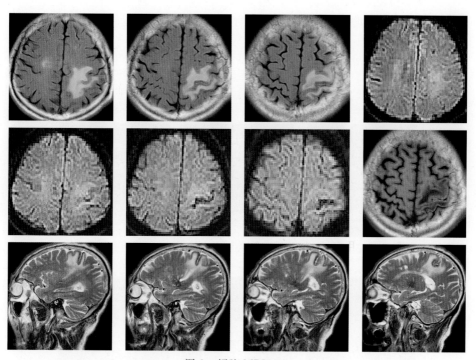

图 2 颅脑 MRI(二)

❹ 诊断及鉴别诊断

定位诊断:结合影像学,病变部位定位于左侧额顶叶。

定性诊断:患者为中老年男性,急性起病;呈发作性症状,后出现持续局灶神经功能缺损;既往有高血压、脑梗死病史及吸烟史。新发症状体征为右上肢无力,近端肌力 3+级,远端 0 级;颅脑 MRI 检查见皮层及皮层下病灶(T1 低、T2 高、FLAIR 高、DWI 点状高信号);实验室检查见血同型半胱氨酸轻度升高,结合"MIDNIGHTS"定性原则,考虑鉴别诊断如下疾病:

(1)颅脑转移瘤:左侧额顶叶病灶位于皮层及皮层下,有较为明显的指状水肿,不排除影像特点为"小病灶大水肿"的脑转移瘤,且患者为老年男性,既往有吸烟史,需完善胸腹 CT 检查以排查肿瘤,完善颅脑强化 MRI 及 MRS 检查以鉴别是否有恶性增生特点。

(2)血管性疾病(静脉回流障碍性疾病):血管畸形及静脉系统血栓形成等疾病可导致静脉回流障碍,间接表现为静脉性水肿或梗死。颅脑病变性质不明时需考虑此类疾病。需完善颅脑强化 MRI 及 MRV 检查,必要时行颅脑 SWI 检查以评估是否有血管源性微出血病灶,以期支持诊断。

❺ 治疗详情和预后

完善影像学检查:颅脑强化 MRI＋颅脑 SWI＋颅脑 MRS(见图 3 至图 5)。

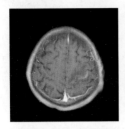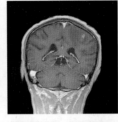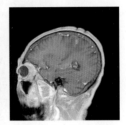

图 3　颅脑强化 MRI

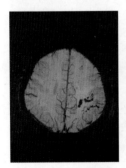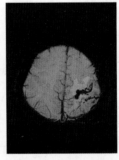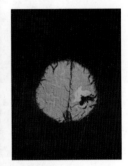

图 4　颅脑 SWI

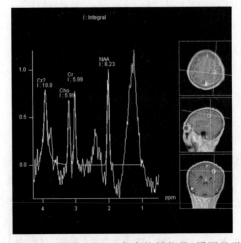

图 5　颅脑 MRS、颅脑 SWI 见条索状低信号,周围见微出血灶

影像学检查结果：颅脑 MRI T1 加权像见左侧额顶叶片状低信号、中心条索状高信号，强化后见条索样强化，冠状位见管样强化，中心强化缺损。根据以上特点，诊断为孤立大脑皮层静脉血栓形成。给予抗凝、控制癫痫、稳定血压治疗，患者病情稳定好转，癫痫未再发作，右上肢肌力渐恢复至 5 级。

二、分析讨论

颅内静脉系统由脑静脉和硬膜窦构成，由于其特殊的解剖结构和血流动力学原因，易导致脑静脉血栓（cerebral venous thrombosis，CVT）形成。CVT 包括脑静脉窦血栓（cerebralvenous sinus thrombosis，CVST）、皮层静脉血栓（corticol vein thrombosis，CoVT）和脑深静脉血栓（deep cerebral venous thrombosis DCVT）3 种形式[1]。临床上常说的"脑静脉血栓"通常指 CVST，单纯 CoVT 则相对少见。大脑皮层静脉包括侧裂静脉、拉韦（Labbe）静脉、特罗拉德（Trolard）静脉、凸面上静脉等，主要是引流皮层和皮层下白质静脉至静脉窦。CoVT 常伴发于静脉窦血栓，占静脉系统血栓形成的 6.3% 左右[2]，临床上常被漏诊及误诊，原因多为临床医师认识不足，临床表现无特异性，确诊困难（皮层静脉互为代偿，解剖变异多，难于确定责任静脉）及临床"自限"[3]。

单纯 CoVT 形成的病因与全身高凝状态密切相关，起病有多种诱因：存在内科疾病，如血液病、免疫性疾病、妊娠、脱水等；药物因素，如口服避孕药等；头外伤等。单纯 CoVT 常见于中年女性，头痛、急性局灶性神经系统功能障碍、癫痫为本病常见症状。症状以及症状的轻重程度主要取决于血栓形成部位、范围、进展速度、静脉侧支循环情况以及继发的脑实质损害的范围和程度。意识障碍、视神经盘水肿相对较少。急性局灶性神经系统功能障碍呈急性卒中样起病，迅速或渐进性加重，临床上需要与卒中疾病进行鉴别。CoVT 病灶多累及表浅部位，容易刺激脑膜，患者常常出现头痛不适，且静脉梗死较动脉更多地累及皮层功能区，因此更易形成癫痫病灶。

实验室检查、脑脊液检查多用于排除其他病因，诊断主要依赖影像学检查。较为特异性的影像表现为颅脑 CT 显示致密静脉征（条索样高密度征象）、颅脑 MRI T2/SWI 显示条索样低信号[4]、颅脑 DWI 显示静脉走行区"点征"（血栓）[5]；间接征象可见静脉性梗死/水肿及静脉充血致脑出血（多为层状出血），无特异性，多被误诊为肿瘤等其他疾病。脑 DSA 检查为诊断的"金标准"，直接征象可见皮层静脉的缺失或突然中断，间接征象可见临近静脉的扩张及回流的延迟[6]。DSA 检查后读片需仔细谨慎,必要时需反复动态观察,避免漏诊。由于皮层静脉数量、位置及引流方式多变,在实际的临床工作中,影像学表现有时也很难帮助最终确定临床诊断,但磁共振血管造影能帮助排除有无静脉窦血栓合并 CoVT 的情况。CoVT 患者的脑皮质或皮层下病灶与动脉性脑梗死病灶相比分布不一致,脑组织坏死程度相对较轻,这些特点对本病的鉴别诊断有一定的提示作用[7]。

大部分单纯 CoVT 病例给予口服抗凝治疗后预后良好,少数出血及水肿严重病例需行血管内溶栓治疗或手术治疗。另外,除了抗凝治疗外,对于有癫痫发作的患者,应给予抗癫痫治疗,对伴有脑水肿甚至颅内高压的患者应积极行脱水降颅压治疗。

三、病例启示

孤立 CoVT 临床表现无特异性,影像表现多样,且临床医师认识不足,易漏诊误诊。关于 CoVT 的诊断,单靠临床表现显然是不够的,需要借助影像学和其他实验室检查以协助诊断,有时影像学检查能给临床诊断和鉴别诊断一定的提示作用。可根据间接征象来怀疑,例如水肿或局灶性皮层出血、侧支静脉突出或相邻静脉充血。非增强 CT 可以表现为"绳索"征,而在 MRI 平扫中可见因时间不同而信号改变的血栓影,SWI 较 MRV 和 CTV 诊断 CoVT 更敏感。因此,建议当临床上遇到表现为头痛、急性局灶性神经系统功能障碍、癫痫,或早期影像学结果伴有脑实质出血性缺血损害表现,以及伴有局限性的皮层凸面影像学表现,或性质不明的皮层及皮层下病灶时,应当想到 CoVT 的诊断和鉴别诊断,并给予积极检查,以期早期确诊和及时治疗。同时也提示我们,应用"MIDNIGHTS"原则进行定性诊断时,"S"(stroke,卒中)不只局限于动脉性卒中疾病,也应包含动脉系统、静脉系统、血管畸形病变,以避免思维框架的局限性带来漏诊误诊。

参考文献

[1]JENNIFER L. Imaging of cerebral venous and sinus thrombosis[M]. New York:Springer,2016.

[2]BOUKOBZA M,CRASSARD I,BOUSSER M G,et al. MR imaging features of isolated cortical vein thrombosis:diagnosis and follow-up[J].

American journal of neuroradiology，2009，30：344-348.

[3]URBAN P P，MüLLER-FORELL W. Clinical and neuroradiological spectrum of isolated cortical vein thrombosis[J]. Journal of neurology，2005，252：1476-1481.

[4]LINN J，MICHL S，KATJA B，et al. Cortical vein thrombosis：the diagnostic value of different imaging modalities[J]. Neuroradiology，2010，52：899-911.

[5]IDBAIH A，BOUKOBZA M，CRASSARD I，et al. MRI of clot in cerebral venous thrombosis：high diagnostic value of susceptibility-weighted images[J]. Stroke，2006，37：991-995.

[6]MORRIS J G，FISHER M，CARANDANG R A. Cortical vein thrombosis as a mimic for isolated cortical subarachnoid hemorrhage and transient ischemic sttack[J]. Case reports in neurological medicine，2010，2：63-68.

[7]矫黎东，丁岩，朴月善，等.大脑皮层静脉血栓的临床诊断及分析[J].中华内科杂志,2012,51(5):347-349.

（作者：贾国勇）

案例
8

感染性海绵窦血栓形成

一、病例分享

❶ 初步病史

患者女性,51岁,农民,既往体健。因"间断发热15天,头痛伴视物重影10天,左眼肿胀5天"入院。

❷ 病情演变

患者15天前出现发热,最高体温38.5 ℃,否认咳嗽、咳痰、流涕,自服感冒药(具体不详)治疗,症状有所缓解,但仍时有低热。10天前出现头痛,以左颞部、左眶周阵发性针刺样疼痛为主,非搏动性,伴有视物成双,不伴恶心、呕吐、畏光、畏声,平躺休息不能缓解。至当地医院就诊,诊断为痛性眼肌麻痹,给予激素等药物治疗(具体不详),头痛减轻,视物重影未缓解,仍时有不规律低热(最高体温38 ℃左右)。5天前始出现左面部、左眼睑"发胀",睁眼、张口"发紧",症状渐加重,出现左眼球结膜水肿,左眼肿胀不能睁眼,左面部肿胀张口困难,头痛加剧,以持续性满头胀痛为主,伴有恶心、呕吐。体温渐升高,出现高热,最高体温40 ℃。当地医院行脑脊液检查示颅压大于300 mmH$_2$O,脑脊液白细胞计数大于1000/μL(具体结果未见),给予抗生素及对症支持治疗,症状不缓解,转来我院。

❸ 检查评估

入院查体：心肺腹（一），体温 39 ℃，双眼听诊（一），左眼球突出，左眼睑、左面部肿胀，左眼睑下垂，眼球固定，左侧瞳孔直径（4 mm）大于右侧瞳孔直径（3 mm），对光反射灵敏，左侧鼻唇沟浅，脑膜刺激征（一），其余神经系统查体（一）。

实验室检查：白细胞 11.71×10^9/L，中性粒细胞 79.10%，血沉 71.00 mm/h，C 反应蛋白 43.00 mg/L，纤维蛋白原 4.65 g/L，D-二聚体 0.52 μg/mL（正常值为 0～0.5 μg/mL），白蛋白 30.3 g/L，钾离子 3.25 mmol/L，二便常规、肝肾功、甲功、风湿系列、ANCA、ACL、肿瘤系列均正常。

脑脊液检查：颅内压 230 mmH₂O；脑脊液细胞学检查示外观清，白细胞计数 248/μL，小淋巴细胞 20%，一般单核细胞 2%，大淋巴样细胞 2%，中性粒细胞 76%，色氨酸试验（一），墨汁染色（一），乳酸定量 3.7 mmol/L（正常值为 1.2～2.1 mmol/L），初诊意见为混合细胞反应（以中性粒细胞为主）；脑脊液生化检查示葡萄糖 2.41 mmol/L（血糖 4.4 mmol/L），氯离子 125 mmol/L，蛋白 0.62 g/L；脑脊液免疫球蛋白检查示 IgG 78.50 mg/L（0～34 mg/L），IgA 10.50 mg/L（正常值为 0～5 mg/L），IgM 4.74 mg/L（正常值为 0～1.3 mg/L）；脑脊液病原学 PCR 检查（一）；脑脊液细菌培养（一）。

颅脑 MRI 检查示双侧眼眶炎性假瘤，双侧海绵窦炎症，双侧眼上静脉血栓形成，MRV 未见异常（见图 1）。

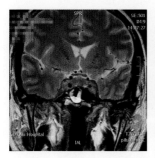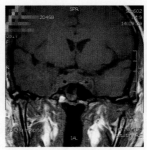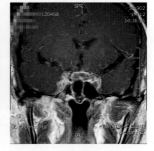

图 1　鞍区 MRI 检查（一）

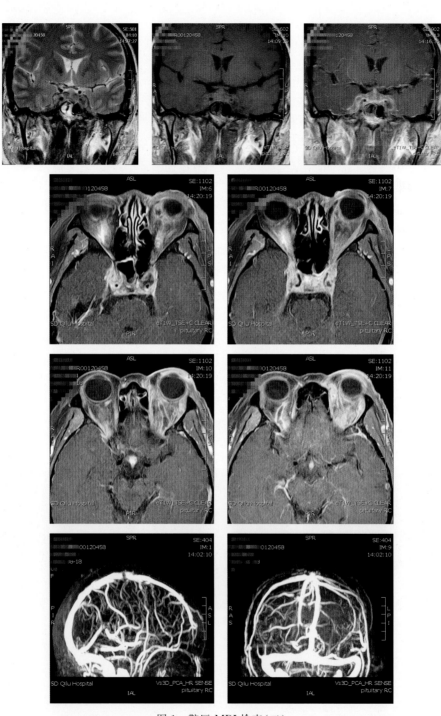

图 1　鞍区 MRI 检查(二)

❹ 诊断及鉴别诊断

首先,患者表现为三叉神经分布区麻胀,伴复视、眶周痛,根据患者典型的临床症状和体征,确定为海绵窦病变;患者还出现了眼球突出、球结膜水肿、头痛和发热,可确诊为海绵窦综合征。其次,结合患者头痛、呕吐、眼肌麻痹、复视等临床症状,MRI影像学表现及脑脊液检查结果,诊断为感染性海绵窦血栓形成并发眶内感染。本患者的鉴别诊断分两个方向:鞍旁病变及眼眶病变(诊断框架见分析讨论部分)。应注意与颈内静脉动静脉瘘、肿瘤(如海绵窦脑膜瘤、三叉神经鞘瘤和垂体腺瘤等)、海绵窦感染和炎症、糖尿病性眼肌麻痹、痛性眼肌麻痹(Tolosa-Hunt综合征)和恶性突眼等鉴别。

❺ 治疗详情和预后

给予患者抗感染、抗凝及营养支持治疗,患者头痛明显减轻,未再发热,左眼肿胀明显减轻,可自行睁开左眼。复查脑脊液示颅内压 180 mmH$_2$O;脑脊液细胞学检查示外观清,白细胞计数 1/μL,色氨酸试验(-),墨汁染色(-),乳酸定量 3.6 mmol/L(正常值 1.2~2.1 mmol/L);脑脊液生化检查示葡萄糖 4.63 mmol/L(血糖 6.4 mmol/L),氯离子 124 mmol/L,蛋白 0.94 g/L;脑脊液免疫球蛋白检查示 IgG 174 mg/L(正常值为 0~34 mg/L),IgA 30.2 mg/L(正常值为 0~5 mg/L),IgM 27.2 mg/L(正常值为 0~1.3 mg/L);脑脊液病原学 PCR 检查(-);脑脊液细菌培养(-)。患者病情稳定好转。

二、分析讨论

❶ 痛性眼肌麻痹综合征

临床遇到头痛及视物重影的患者时,常常诊断为痛性眼肌麻痹;而限于对"痛性眼肌麻痹"的认识不足,又常常等同于 Tolosa-Hunt 综合征而主观应用激素。过于宽泛地应用激素,很有可能增大诊断的难度,甚至导致感染性疾病的加重及感染扩散。所以,临床医生有必要提高对这一大类疾病的认识。

痛性眼肌麻痹综合征是一大类疾病,临床上可简单地理解为"头痛"(常见为偏侧眼眶、颞部、偏侧全头痛)+"眼征"(包括眼球运动障碍、瞳孔变化、眼球突出、结膜水肿、眼睑下垂及视力下降等)。其诊断框架可分为三个部分:鞍旁病变(眶上裂、眶尖、海绵窦综合征)、眼眶病变、功能性病变(为便于操作,将特发性颅内压变化纳入),如表1所示。

表1 痛性眼肌麻痹综合征的诊断框架

		创伤	病因
痛性眼肌麻痹综合征	鞍旁病变(眶上裂、眶尖、海绵窦综合征)	血管病变	颈内动脉动脉瘤/夹层
			颈动脉海绵窦瘘
			海绵窦血栓形成
		肿瘤	原发性肿瘤
			转移瘤
			邻近肿瘤压迫
		炎症	继发于系统性炎性疾病
			Tolosa-Hunt 综合征
		感染	病毒/真菌/螺旋体/细菌(鼻窦炎、中耳炎、蜂窝织炎、乳突炎、口腔感染)
	眼眶病变	肿瘤	转移瘤
			淋巴瘤
			白血病
		炎症	炎性假瘤
			甲亢眼病
			糖尿病相关神经病
		感染	邻近鼻窦炎
			真菌感染
		青光眼	
	功能性病变	眼肌麻痹性偏头痛	
		特发性颅内压增高症	
		低颅压综合征	
		丛集性头痛	

❷ 感染性海绵窦血栓形成

海绵窦为海绵状的宽大间隙,由海绵窦静脉丛构成,位于蝶窦两侧,内侧为颈内动脉的虹吸部,外侧为动眼神经、滑车神经、展神经和三叉神经的第 1 和第 2 支,与颅内、颅外的静脉及静脉窦均有较广的交通,于颅外通过眼上、眼下静脉接受颜面部的血流,于颅内还接受大脑及脑膜的血液回流。其回流的静脉不具有静脉瓣,因而任何病菌均可经静脉回流至海绵窦,并留存于其中,致血流减缓,从而导致血栓的形成,并进一步引起海绵窦的扩大,静脉回流受阻,从而压迫颅内神经,引起动眼神经、滑车神经、展神经麻痹,表现为瞳孔散大、上睑下垂、眼球活动障碍、眼球固定等,引起眼眶静脉迂曲、怒张,进而出现眼压高、眼球突出、视盘水肿、视网膜出血、眼球及眶周剧烈疼痛等。

海绵窦血栓形成(cavemous sinus thmmbosis,CST)根据病因不同可分为非感染性及感染性两大类[1]。前者常见原因有创伤、血管因素(动脉瘤、颈动脉海绵窦瘘等)、手术、肿瘤、血液病、高凝状态等。后者常源自邻近组织的感染,如鼻窦炎、中耳炎、牙源性感染、面部感染(主要位于危险的三角区:鼻子和上唇)、鼻咽部、扁桃体感染等。感染性 CST 是最常见的类型,有别于其他颅内静脉系统血栓形成。

海绵窦由众多小梁形成筛网样结构,邻近部位静脉顺行/逆行来源的感染性栓子被阻挡于海绵窦,感染栓子的扩大导致窦结构破坏、静脉回流障碍、血栓扩延至其他静脉系统引起相应症状[2-3]。常见的病原体有金黄色葡萄球菌(约 70%,面部、鼻窦炎)、链球菌(约 20%,鼻窦炎、面部)、革兰染色阴性杆菌(鼻窦炎)、厌氧菌(鼻窦炎、牙源性原因)、真菌(曲霉菌、毛霉菌)。

伴随着抗生素的广泛应用,该病的发病率明显下降,同时临床医生的警惕性也随之降低,往往导致该病的漏诊及延迟诊断,因此提高警惕性及认识十分有必要[1]。

感染性 CST 常见的临床表现有发热、眼球凸出、眼睑下垂、颅神经麻痹、蜂窝织炎;头痛、乏力、眶周水肿、视盘水肿、静脉扩张;视力下降、瞳孔扩大/反应迟钝、眶部感觉障碍、角膜反射迟钝;颈项强直、复视、癫痫、偏瘫等。CST 眼肌麻痹的特点为动眼神经麻痹,可表现为痛性或无痛性,多为部分性功能障碍,瞳孔可受累或不受累,可发生瞳孔扩大、光反应消失,伴或不伴第 4、5、6 对脑神经麻痹,也可发生荷马(Homer)征。视神经较少受累,视力正常或有中度下降,眼底偶见视乳头水肿,周围可有出血。如下特点也需要特别注意:亚急性病程,从发病到有明显症状潜伏期为 12～16 天;发热早期常表现为弛张热;单侧眼受累后 24～48 小时可扩展至对侧;不积极治疗可并发脑膜炎甚至脑脓肿。

实验室检查常见白细胞计数升高,以中性粒细胞升高为主;发病早期血培养的阳性率可达 70％;52％的病例可有颅内压增高,80％～100％的病例脑脊液细胞数升高,以中性粒细胞升高为主,脑脊液培养多为阴性。影像学检查首选颅脑 CT/MRI 冠状位扫描。较为特异性的表现为:海绵窦充盈缺损;海绵窦内不均匀强化;海绵窦侧壁扩大或凸出,明显强化。眼部的间接表现为眼球凸出,眶后脂肪信号增强,眼上静脉扩张或流空消失[1,4]。

急性起病时需要与眼眶蜂窝织炎、眶尖综合征鉴别;隐匿或慢性起病时需与血管病变、肿瘤、非特异性炎症病变、内分泌相关眼病、功能性疾病鉴别。

治疗以控制感染及抗凝治疗为主。原发感染严重时需外科手术引流,经验性抗生素治疗多为 3～4 周。有明确感染因素并良好控制后,建议口服华法林抗凝治疗 3 个月。感染累及脑实质时建议应用激素治疗,反之不建议过度应用糖皮质激素[5]。

三、病例启示

提高对痛性眼肌麻痹综合征的认识,"痛性眼肌麻痹"不等同于 Tolosa-Hunt 综合征,诊断需严格排他。由于 CST 临床表现缺乏特异性,故本患者早期误诊,提示我们需重视对感染性 CST 的认识,提高警惕性,详细询问患者病史,合理运用影像学技术,对 CST 作出及时诊断,早期开始抗感染等治疗,避免激进地应用激素导致感染扩散,造成难治性局面。

参考文献

[1] DESA V, GREEN R. Cavernous sinus thrombosis: current therapy [J]. International journal of oral & maxillofacial surgery, 2012, 70: 2085-2091.

[2] BAKAN A A, ALKAN A, KURTCAN S, et al. Cavernous sinus: a comprehensive review of its anatomy, pathologic conditions, and imaging features[J]. Clinical neuroradiology, 2015, 25: 109-125.

[3] KORCHI A M, CUVINCIUC V, CAETANO J, et al. Imaging of the

cavernous sinus lesions[J]. Diagnostic and interventional imaging，2014，95：849-859.

　　[4] EBRIGHT J R，PACE M T，NIAZI A F. Septic thrombosis of the cavernous sinuses[J]. Archives of internal medicine，2001，161：2671-2676.

　　[5] 中华医学会神经病学分会，中华医学会神经病学分会脑血管病学组. 中国颅内静脉系统血栓形成诊断和治疗指南(2015)[J]. 中华神经科杂志，2015，48(10)：819-829.

（作者：贾国勇）

案例
9

误诊为胶质瘤的硬脑膜动静脉瘘

一、病例分享

❶ 初步病史

患者男性,66 岁,退休职工,因"头晕伴恶心、呕吐 1 个月余"入院。

❷ 二、病情演变

患者 1 个月余前无明显诱因出现头晕,非天旋地转,呈持续性,严重时伴有恶心、呕吐,非喷射性,呕吐物为胃内容物,伴有行走右偏,不伴肢体活动不灵,不伴发热、头痛。症状呈持续性且渐加重,遂入住当地医院,行颅脑 MRI 示脑干多发病灶,以"脑梗死"治疗,效果差。5 天前家人携影像片至北京咨询,多家医院均考虑诊断为脑干占位,胶质瘤的可能性大,且无手术指征。来院进一步行 PET-CT 检查示脑桥基底部恶性病变可能性大,为行放化疗入住我院肿瘤科。

患者否认高血压、糖尿病、冠心病等慢性病史,否认吸烟、酗酒等不良嗜好,否认特殊毒物接触史,否认外伤史,15 年前行左侧三叉神经痛封闭治疗,4 年前行右侧三叉神经根微血管减压术。

❸ 检查评估

入院查体:心肺腹(一),神经系统查体见神志清,认知功能正常,行走右偏;

脑神经(一);四肢肌力、肌张力正常,腱反射双侧等叩(++),双侧指鼻试验、跟膝胫试验稳准,隆伯格(Romberg)征(+);左侧偏身针刺觉减退,深感觉正常,病理征(一);颈软,双侧 Kernig 征(一)。

实验室检查:三大常规、大便隐血、凝血四项、肝肾功、血生化、血脂、血糖、甲状腺功能及抗体、风湿系列及 ANCA、肿瘤系列均未见明显异常。

颅脑 MRI 平扫及增强扫描检查结果如图 1 至图 7 所示。

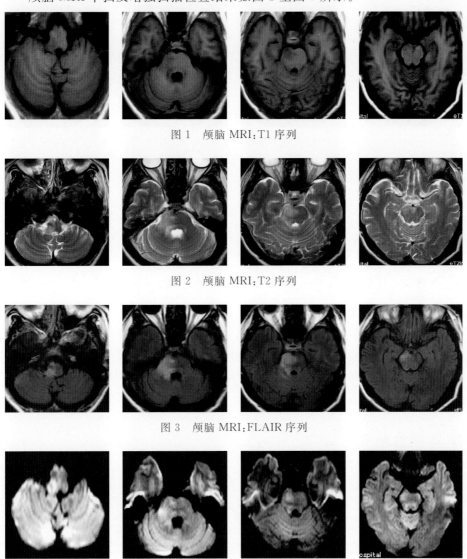

图 1 颅脑 MRI:T1 序列

图 2 颅脑 MRI:T2 序列

图 3 颅脑 MRI:FLAIR 序列

图 4 颅脑 MRI:DWI 序列

69

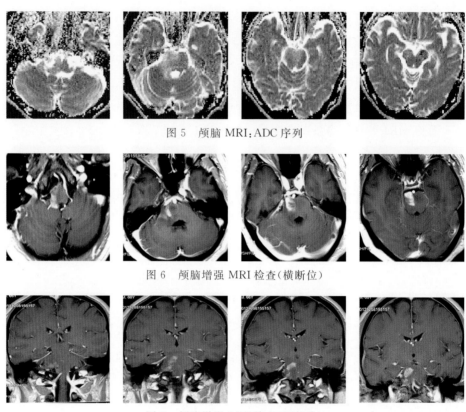

图 5 颅脑 MRI：ADC 序列

图 6 颅脑增强 MRI 检查（横断位）

图 7 颅脑增强 MRI 检查（冠状位）

PET-CT 检查结果：脑桥基底部偏右侧可见一边界不清的稍低密度灶，大小约 1.9 cm×1.8 cm，中度摄取氟代脱氧葡萄糖（FDG），标化摄取值（SUV）最大值 2.6，平均值 1.6（正常脑组织 SUV 最大值 2.9～4.9，平均值 1.5～3.2），病灶周围未见明显水肿带。其他脑皮质及神经核团放射性分布对称、均匀，未见结构及密度异常。诊断意见：脑桥基底部恶性病变的可能性大，请结合临床判断。

❹ 鉴别诊断

定位诊断：结合影像学，诊断为脑干弥漫性病变。

定性诊断：患者为老年男性，亚急性起病，症状缓慢进展，以头晕、恶心呕吐、步态不稳为主要表现，查体见行走偏斜及左侧偏身浅感觉障碍，颅脑 MRI 示脑干病变，实验室检查无特殊发现，可考虑如下诊断：

（1）脑干肿瘤：影像学支持诊断。低级别胶质瘤多为 MRI T1 像低信号、T2

像高信号,占位效应轻,出血、坏死、囊变少见,可伴有轻度强化。PET-CT 高代谢支持恶性病变。活检有助于明确诊断。

（2）脱髓鞘病变:患者亚急性起病,影像表现重于临床表现,强化 MRI 见斑片状强化,均支持诊断。需行脑脊液检查进一步排除。

（3）血管病:不符合动脉灌注分布,需鉴别静脉回流障碍性疾病,如静脉系统血栓形成或血管畸形病变。需完善颅脑 SWI、MRV 检查,必要时行颅脑 DSA 检查。

❺ 治疗详情和预后

入院后与家属沟通病情,家属拒绝活检,签署放疗协议书,欲行放射治疗。经神经内科及影像科医师会诊后加做颅脑 MRI SWI 加权序列及颅脑 MRV(见图 8、图 9),结果显示不除外脑桥、延髓、中脑及桥小脑静脉性梗死,右侧乙状窦未显影,可能血栓形成,右侧横窦、乙状窦附近 AVM 或 AVF 不排除。遂转入神经内科完善脑血管造影检查,脑血管 DSA 检查示右侧枕动脉脑膜支与乙状窦、横窦交界处异常开通,形成硬脑膜动静脉瘘(DAVF)(见图 10)。患者渐出现视物模糊、复视,考虑症状进展,有行栓塞治疗的指征,遂转神经外科行 DAVF 栓塞术(见图 11),术后患者症状减轻,可自行下地行走锻炼。电话随访,患者病情稳定好转,未诉新发不适。

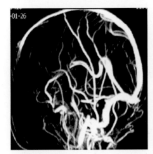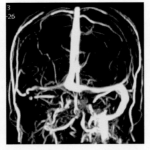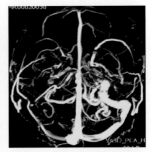

图 8　颅脑 MRV

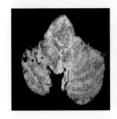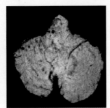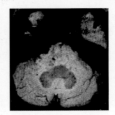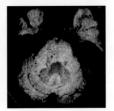

图 9　颅脑 MRI SWI 序列

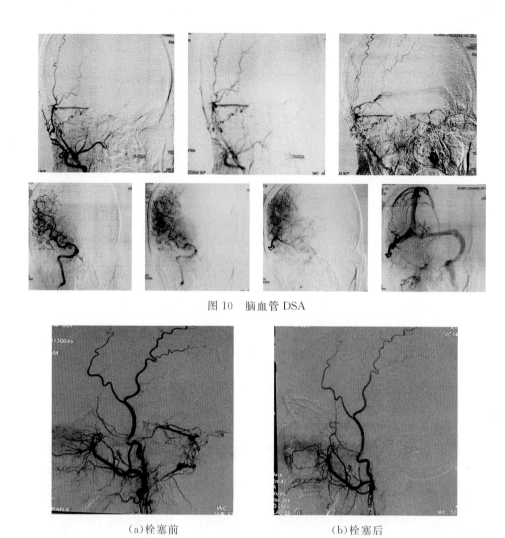

图 10　脑血管 DSA

（a）栓塞前　　　　　　　　　　　（b）栓塞后

图 11　DAVF 栓塞术

二、分析讨论

硬脑膜动静脉瘘是脑血管病分类中的颅内血管畸形类疾病,定义为脑膜动脉与硬脑膜静脉窦或静脉的病理性吻合[1],占颅内血管畸形的 10％～15％,约 60％发生于幕上,35％位于幕下[2],受累人群多为 50～60 岁中老年人,病因多为颅脑创伤、感染、外科手术史、肿瘤、静脉窦血栓形成等。可能的发病机制为潜在吻合的开通及新生血管的异常吻合,常见临床表现为脑出血(突发的头痛及各种神经功能缺损)、非出血性神经功能缺损(发生发展多持续数天至数周,多为各种程度的脑缺血导致,部位不同,表现各异)、搏动性耳鸣、颅内杂音,累及海绵窦时可有眼球凸出、球结膜水肿、颅神经麻痹等表现。临床分型[科尼亚尔(Cognard)分型][3]:Ⅰ型,位于静脉窦,血流顺行;Ⅱa型,位于静脉窦,血流逆行;Ⅱb型,位于静脉窦,窦血流顺行,皮层静脉血流逆行;Ⅱa+b型,位于静脉窦,窦及皮层静脉血流均逆行;Ⅲ型,由皮层静脉引流,不伴静脉扩张;Ⅳ型,由皮层静脉引流,伴有静脉扩张。颅脑 CT/MRI 检查可见脑出血、脑水肿、静脉性梗死等间接征象,严重者可于 MRI T2 像见到异常粗大或多发的血管(静脉)流空影。颅脑 SWI/T2 序列可见静脉回流障碍导致的微出血灶,对诊断不明者有重要提示意义。颅脑强化 MRI 可见部分易被忽略的提示表现,如软脑膜血管扩张、髓质血管增多、静脉迂曲、实质强化及静脉窦闭塞等。颅脑 DSA 是诊断的"金标准",阳性发现优于 CTA 及 MRA,可明确动静脉瘘的位置、数量、供血动脉、静脉扩张或闭塞的程度等[4]。本病的治疗手段有保守治疗、血管内介入栓塞治疗、开颅手术及立体定向放射治疗等。

累及脑干的硬脑膜动静脉瘘罕见[5-6],且其临床及影像学表现无特异性,故多被误诊漏诊,尤其是误诊为肿瘤,延误治疗甚至导致患者发生医源性伤害[7-8]。有文献[8]总结,脑干受累的硬脑膜动静脉瘘供体动脉多为颈外动脉及椎动脉分支,受体静脉多为横窦、乙状窦及脊髓静脉。早期明确诊断并行介入栓塞或手术治疗后,患者症状多明显缓解,预后良好,故临床医生需加强认识,提高诊断率。

三、病例启示

临床工作中应提高对颅内血管畸形这一大类疾病的认识,尤其是临床表现不典型、中枢神经系统多发病变诊断不明时,要考虑静脉性及血管畸形性疾病。必要时应完善颅脑 SWI 及脑血管 DSA 检查,避免误诊及漏诊。

参考文献

[1] 中华医学会神经病学分会.中国脑血管疾病分类(2015)[J].中华神经科杂志,2017,50(3):168-171.

[2] REYNOLDS M R,LANZINO G,ZIPFEL G J. Intracranial dural arteriovenous fistulae[J]. Stroke,2017,48:1424-1431.

［3］COGNARD C，GOBIN Y P，PIEROT L，et al. Cerebral dural arteriovenous fistulas：clinical and angiographic correlation with a revised classification of venous drainage［J］. Radiology，1995，194：671-680.

［4］MILLER T R，GANDHI D. Intracranial dural arteriovenous fistulae：clinical presentation and management strategies［J］. Stroke，2015，46：2017-2025.

［5］IWASAKI M，MURAKAMI K，TOMITA T，et al. Cavernous sinus dural arteriovenous fistula complicated by pontine venous congestion. a case report［J］. Surgical neurology，2006，65：516-518，discussion 519.

［6］KULWIN C，BOHNSTEDT B N，SCOTT J A，et al. Dural arteriovenous fistulas presenting with brainstem dysfunction：diagnosis and surgical treatment［J］. Neurosurg focus，2012，32：E10.

［7］ROELZ R，VAN VELTHOVEN V，REINACHER P，et al. Unilateral contrast-enhancing pontomedullary lesion due to an intracranial dural arteriovenous fistula with perimedullary spinal venous drainage：the exception that proves the rule［J］. Journal of neurosurgery，2015，123：1534-1539.

［8］CHEN P Y，JUAN Y H，LIN S K. An isolated unilateral pontomedullary lesion due to an intracranial dural arteriovenous fistula mimicking a Brain tumor-case and review［J］. Journal of nippon medical school，2019，86：48-54.

（作者：贾国勇）

中枢神经系统表面铁沉积症

一、病例分享

❶ 初步病史

患者男性,66岁,农民,因"反复头痛5年余,反应迟钝1年余,加重伴双下肢行走障碍半年余"入院。

❷ 病情演变

患者5年余前开始无明显诱因地反复出现头痛,多次住院治疗,头痛以全头胀痛为主,严重时伴有恶心、呕吐,平卧休息不能减轻,不伴肢体活动障碍,不伴发热、抽搐,不伴视物模糊。1年余前开始,患者逐渐出现反应迟钝、近记忆力下降,症状呈波动性;伴有头痛,为间断全头胀痛。半年余前,逐渐出现行走迟缓、步态不稳,时有摔倒,伴有听力逐渐下降。约1周前头痛再次加重,性质同前。

❸ 检查评估

入院查体:心肺腹(一),近记忆力下降,MMSE评分12分,共济失调步态,Romberg征(＋);脑神经检查示双侧听力下降,余(一);四肢检查示双下肢肌力4级,双上肢肌力5级;腱反射双侧等叩(＋＋);共济检查示双侧指鼻稳准,跟膝

75

胫试验不合作;深浅感觉粗测正常;双侧病理征(一),脑膜刺激征(一)。

实验室检查见三大常规、凝血系列、乙肝五项、肝肾功、血生化、血糖、血脂、肌酶谱正常,血氨、维生素 B_1、维生素 B_{12}、梅毒抗体、甲功及甲状腺抗体、风湿系列、肿瘤系列均无明显异常。患者的脑脊液检查结果如表 1 所示。

表 1　患者的脑脊液检查结果

颅内压	200 mmH₂O
脑脊液细胞学	血性,离心后上清黄色,白细胞计数 6/mL,红细胞(+++),小淋巴细胞 66%,一般单核细胞 20%,中性粒 14%,色氨酸试验(一),墨汁染色(一),乳酸定量 4.1 mmol/L(正常值为 1.2~2.1 mmol/L),初诊意见及建议:轻度混合细胞反应,乳酸增高
脑脊液生化	葡萄糖 4.05 mmol/L,氯离子 122 mmol/L,蛋白 0.76 g/L
脑脊液免疫球蛋白	IgG 55.1 mg/L(正常值为 0~34 mg/L),IgA 22 mg/L(正常值为 0~5 mg/L),IgM 4.5 mg/L(正常值为 0~1.5 mg/L)
脑脊液病原学 PCR	JC 病毒、EB 病毒、人巨细胞病毒、单纯疱疹病毒 I/II 型、结核杆菌均为(一)
脑脊液寡克隆带	(一)

患者的影像学检查结果如图 1 及图 2 所示。

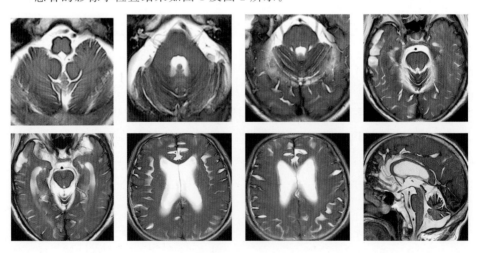

图 1　颅脑 MRI T2 序列

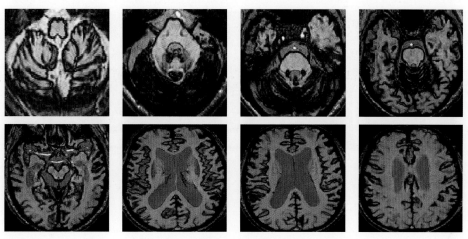

图 2 颅脑 MRI SWI 序列

❹ 鉴别诊断

患者为老年男性,既往反复头痛病史,临床表现以认知障碍、听力下降、行走障碍为主,脑脊液检查提示蛛网膜下腔出血,结合特征性影像表现(与脑脊液接触的中枢神经系统表面颅脑 MRI T2 序列呈线样低信号,SWI 序列对含铁血黄素沉积更为敏感),明确诊断为中枢神经系统表面铁沉积症(superficial siderosis of the central nervous system,SSCN)。该病主要与皮层表面铁沉积(cortical superficial siderosis,CSS)进行鉴别:CSS 是指半球凸面脑沟内血液代谢产物沉积,不影响小脑、脑干、脊髓,是脑血管淀粉样变性(CAA)的影像标记物之一,可引起局灶神经功能障碍,可能与 CAA 患者的认知障碍、出血风险相关;CSS 是CAA 重要的影像标记物,CAA 波士顿诊断标准中已经加入 CSS 这一条,但是临床发现 CSS,不等同于 CAA 诊断。

❺ 治疗详情和预后

患者中枢神经系统表面铁沉积症诊断明确,积极查找慢性反复蛛网膜下腔出血病因。行脊髓 MRI 检查发现,患者 T2～T3 椎体水平髓外硬膜下占位性病变,呈等 T1、略长 T2 信号,内见点片状短 T2 信号(见图 3),考虑海绵状血管瘤。家属拒绝手术治疗,出院后患者症状持续加重,9 个月后去世。

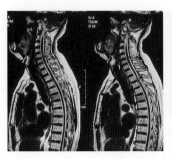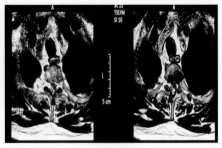

图 3　患者的脊髓 MRI 检查结果

二、分析讨论

SSCN 是一种以含铁血黄素沉积在大脑、脊髓和脑神经的表面为特征的、少见的神经系统变性病[1]，其典型临床表现为听力下降、进行性小脑共济失调和脊髓病变三联症，其他常见症状包括认知障碍、头痛、复视、脑神经损害、泌尿系统和消化系统不适等。磁共振 T2 加权序列（SWI 序列）神经系统表面线性低信号是诊断的主要依据。

根据含铁血黄素的分布，SSCN 分为皮质型（幕上型）和幕下型[2]。前者定义为局限于幕上，尤其是大脑半球表面的含铁血黄素沉积，根据累及程度的不同，分为局灶型（不超过 3 个脑沟受累）和广泛型（超过 3 个脑沟受累），最常见的病因为脑淀粉样血管病[1,3]。后者定义为累及脑干（包括中脑、脑桥、延髓）、小脑（包括小脑半球、小脑脚、小脑蚓部）或脊髓中的至少两个部位，伴或不伴有幕上分布的含铁血黄素沉积，根据病因分为经典型和继发型：经典型指没有可以解释含铁血黄素沉积原因的颅内出血，潜在病因可能为难于发现的硬膜损伤；继发型多有自发性或外伤性颅内出血史，如自发性脑内出血、动脉瘤导致的蛛网膜下腔出血、脑室出血、外科手术创伤等。

根据威尔逊（Wilson）等[2]的研究，经典型幕下含铁血黄素沉积症主要是由潜在的硬脑膜异常引起的，例如颅脑手术史、脊柱外伤史、强直性脊柱炎、神经纤维瘤病、马凡（Marfan）综合征、中枢神经系统肿瘤等。其在临床上一般至少具有感音性耳聋、小脑性共济失调和脊髓病变中的一种症状，常见症状包括尿失禁或尿潴留、吞咽困难和失眠等；其他神经系统表现包括癫痫发作、认知障碍、闭经、头痛、背痛、脑神经麻痹等。

颅脑和脊髓 MRI 是诊断 SSCN 的最有价值的手段，表现为与脑脊液接触的中枢神经系统表面特征性的 T2（SWI）线性低信号[4]。T2WI 示脑干周围、小脑、大脑脑回及侧脑室室管膜表面分布线样低信号,由于含铁血黄素为顺磁性物质,故表现为短 T2 信号。SWI(磁敏感加权像)相较于 T2WI 表现得更加显著和广泛,尤其是脑室系统室管膜表面的含铁血黄素沉积,为 SSCN 的诊断提供了更多的信息。CTA、MRA、大脑或脊髓的血管造影等多用于寻找继发病因。临床实践中,建议对所有 SSCN 患者均行脑及脊髓血管的评估检查,以期寻获病因,给予根本性治疗[2,5]。

　　SSCN 的治疗主要分为外科手术治疗和药物治疗两种方法。外科手术治疗的目的在于清除潜在的导致蛛网膜下腔出血的出血源,适用于硬脑膜缺损、血管畸形和肿瘤等。药物治疗主要通过铁螯合剂逆转铁沉积,最常用的药物为去铁酮[6,7]。凯斯勒(Kessler)等[7]对 38 例患者应用去铁酮治疗,进行了为期 2 年的前瞻性研究,研究显示,去铁酮可以减少一半以上受试者的铁沉积程度,并且可能具有临床有效性,主要表现为至少在一个神经学领域(最常见的是听力和平衡障碍)疾病进程的稳定或改善。

三、病例启示

　　SSCN 是一种血液代谢产物(含铁血黄素)沉积在蛛网膜下腔、软脑膜、大脑、小脑、脑干或脊髓表面,引起慢性、不可逆的神经功能受损症状的临床上少见的慢性进行性疾病,临床医生应提高对该疾病的认识。对于表现为进行性听力下降、小脑性共济失调、锥体束损害和痴呆的患者,应考虑与该病相鉴别。影像学确诊后,条件允许时建议对患者行全脑及脊髓血管评估,寻找慢性出血的病因,以期行根治性治疗。

参考文献

[1]PICHLER M,VEMURI P,RABINSTEIN A A,et al. Prevalence and natural history of superficial siderosis:a population-based study[J]. Stroke,2017,48:3210-3214.

[2] WILSON D,CHATTERJEE F,FARMER S F,et al. Infratentorial superficial siderosis:classification,diagnostic criteria,and rational investigation pathway[J]. Annals of neurology,2017,81:333-3343.

[3] WOLLENWEBER F A,BUERGER K,MUELLER C,et al. Prevalence of cortical superficial siderosis in patients with cognitive impairmen

［J］. Journal of neurology，2014，261：277-282.

［4］KUMAR N. Neuroimaging in superficial siderosis：an in-depth look ［J］. American journal of neuroradiology，2010，31：5-14.

［5］左瑶，贾国勇，孟桂月，等. 中枢神经系统表面铁沉积症四例临床及影像学特征分析［J］. 中华神经科杂志，2020，53(4)：291-297.

［6］SCHIRINZI T，SANCESARIO G，ANEMONA L，et al. CSF biomarkers in superficial siderosis：a new tool for diagnosis and evaluation of therapeutic efficacy of deferiprone-a case report［J］. Neurological sciences，2014，35：1151-1152.

［7］KESSLER R A，LI X，SCHWARTZ K，et al. Two-year observational study of deferiprone in superficial siderosis［J］. CNS neuroscience ＆ therapeutics，2018，24：187-192.

（作者：贾国勇）

脑淀粉样血管病相关性炎症

一、病例分享

❶ 初步病史

患者老年女性,1942年出生,因"认知下降、反复发作性意识障碍2年"入院。患者既往体健,否认高血压、糖尿病等慢性病史。

❷ 病情演变

2017年夏天,患者独自外出购物,回家时走错方向至陌生小区,在保安的帮助下联系到家人。三轮车遗忘位置,家人帮忙找到,未予重视。

2018年7月28日患者偶有自言自语、答非所问。2018年7月31日症状加重,言语家人不能理解。2018年8月1日出现意识模糊、精神淡漠,不言不语不进食,小便失禁。至当地医院就诊,行颅脑CT检查示右侧颞叶出血,继发蛛网膜下腔出血,治疗后好转,遗留有少语、不识人、淡漠,家人以"痴呆"给予照料。

2018年10月25日吃饭时突发左下肢抽搐,随后左上肢抽搐,双眼上视,口中言语不清,持续2～3分钟缓解,清醒后自觉乏力。2018年10月26日入当地医院,症状再发,颅脑CT见右额叶、左顶叶高密度灶,考虑出血。2018年11月1日颅脑MRI见右枕、左颞新发梗死,左颞叶FLAIR高信号,考虑感染性病变,在当地医院以"颅内感染,癫痫"治疗后好转。

2018年11月27日患者被家人发现意识不清,呼之不应,体温39 ℃,无恶心呕吐,无二便失禁,至当地医院就诊,颅脑CT见脑萎缩、软化灶,颅脑强化MRI未见异常强化,脑脊液检查:白细胞计数$3×10^6$/L,葡萄糖8.25 mmol/L,氯离子124.5 mmol/L,蛋白0.738 g/L。给予抗病毒、激素、保肝等治疗后好转。

2019年2月18日无明显诱因出现右侧肢体活动不灵,上肢不能持物,下肢不能行走,渐出现意识模糊、烦躁不安。再次入住当地医院,脑脊液检查示白细胞计数$2×10^6$/L,葡萄糖5.75 mmol/L,氯离子117.6 mmol/L,蛋白0.671 g/L;血+脑脊液神经元抗体谱、自身免疫脑抗体谱均阴性;颅脑MRA见轻度动脉硬化;颅脑MRI见多发缺血软化灶,左侧颞叶极区FLAIR高信号,考虑梗死灶。治疗后无好转,转来我院。

❸ 检查评估

入院查体:患者烦躁不安,意识模糊,卧床状态,不言不语,双侧瞳孔等大等圆,直径3 mm,对光反射灵敏,鼻唇沟双侧对称,四肢见自主活动,右侧自主活动少,双侧病理征(一),余查体不能配合。

实验室检查:三大常规、大便隐血、乙肝五项、梅毒及艾滋病病毒抗体、凝血四项、肝肾功、电解质、血糖、血氨、血乳酸、肿瘤系列、风湿系列、ANCA、抗磷脂抗体、甲状腺功能及抗体、血清铜、铜蓝蛋白均未见明显异常。

影像学检查结果如图1至图3所示。

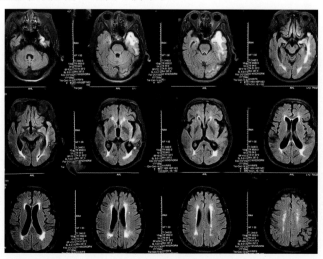

图1　2018年11月1日颅脑MRI结果(一)

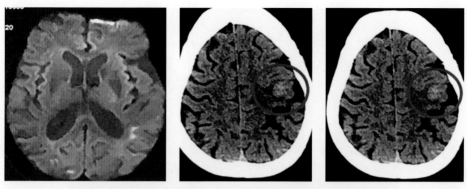

图 1　2018 年 11 月 1 日颅脑 MRI 结果(二)

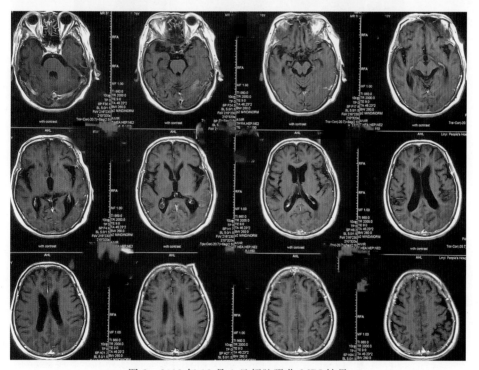

图 2　2018 年 12 月 1 日颅脑强化 MRI 结果

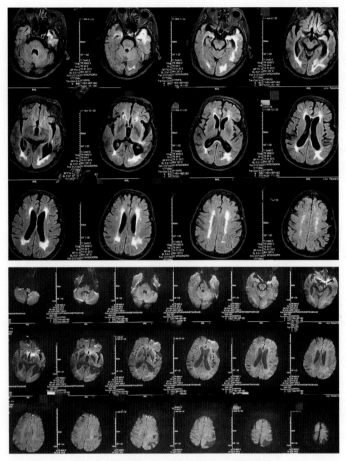

图 3　2019 年 2 月 22 日颅脑 MRI 结果

❹ 鉴别诊断

定位诊断：结合影像学，诊断为脑内多发白质病变。

定性诊断：患者为老年女性，有既往脑出血病史，否认高血压、糖尿病病史；缓解复发，总体缓慢进展；有认知障碍、癫痫、精神症状；颅脑 MRI 见多发脑白质病变，颞极 FLAIR 高信号性质不明；四次发病，其中一次可明确为脑叶出血导致；颅脑 MRA 见轻度动脉硬化；实验室检查无特殊阳性结果。结合"MIDNIGHTS"定性原则，应与如下疾病鉴别：

（1）脱髓鞘病变：本病例有缓解复发的病程，结合影像学结果不排除脱髓鞘病变。但结合患者的发病年龄、临床进展程度及以认知障碍、癫痫、精神症状为主要症状等特点,暂不支持脱髓鞘病变的诊断。

（2）肿瘤:在老年人群中,原发性脑占位性病变多为中枢神经系统淋巴瘤。但此病例强化 MRI 示病灶无明显强化,累及部位多且分散,深部脑白质亦受累,不支持淋巴瘤的影像特点。可行颅脑 MRS 检查以鉴别。

（3）中枢神经系统血管炎:血管炎临床表现各异,发病年龄跨度大,影像表现多样,此病例不能排除。患者有脑出血病史,且出血位置在皮层,不排除脑淀粉样血管病,Aβ 相关性中枢神经系统血管炎可有类似表现,需行颅脑 SWI 检查以明确诊断。

❺ 治疗详情和预后

完善颅脑 SWI 检查,见患者双侧大脑半球淀粉样血管病合并左颞叶脑病、双侧大脑半球弥漫性、陈旧性含铁血黄素沉积,明确诊断为脑淀粉样血管病相关性炎症(见图 4)。给予激素、控制癫痫及对症支持治疗,患者烦躁不安的症状明显减轻,可在家人帮助下下地活动;认知状况恢复不良,MMSE 和 MOCA 等认知功能量表的评估仍不能完成,仍需家人照顾。

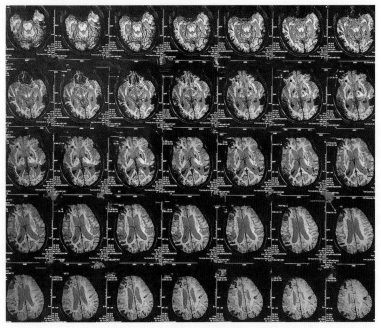

图 4　颅脑 SWI 检查

二、分析讨论

脑淀粉样血管病(cerebral amyloid angiopathy,CAA)是由淀粉样物质在软脑膜和大脑皮质小动脉中层沉积导致的脑血管疾病,临床特点是反复多部位的血管破裂导致的多灶性、自发性的脑实质出血。55 岁以前较少发病,90 岁以上人群患病率高达 50%。病理特征是大脑皮质、脑膜的小血管和毛细血管管壁内有纤维淀粉样物沉积,刚果红染色后在偏振显微镜下呈特殊的黄绿色双折光,也称"嗜刚果红性血管病"。可伴有微血管瘤形成和纤维素样坏死。

CAA 根据病因可分为遗传性及散发性两大类[1],如图 5 所示:

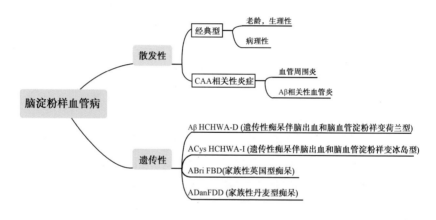

图 5 CAA 的分类

CAA 在临床上可表现为脑出血、大脑凸面蛛网膜下腔出血、腔隙性脑梗死、认知障碍、淀粉样发作、CAA 相关性炎症等[2]。淀粉样发作又称"短暂性局灶性神经系统(症状)发作"(transient focal neurological episodes,TFNE),作为无脑叶出血的 CAA 患者的主要临床表现之一,与局灶皮质小灶出血有关,近年来已经逐渐被认为是 CAA 的另一个重要的临床特征[3]。TFNE 特征性的表现为短暂性(通常小于 30 分钟)、反复发作的、刻板的神经系统症状,包括麻木、无力、语言障碍等,其中最为特征性的表现为播散性的感觉异常,通常从手指向上肢近端蔓延,符合感觉皮质分布特征。扩散性的躯体感觉异常这类阳性症状(如累及口、手的麻木或刺痛感)在 CAA 的 TFNE 中占 36%~82%,其他阳性症状如部分性发作样症状(如肢体抽搐)占 16%,偏头痛先兆样症状(如闪光、暗点等视觉症状)占 16%,阴性症状比如类似 TIA 的症状(如肢体无力、言语障碍、视力下降)占 48%。CAA 相关性炎症(CAA-related inflammation,CAA-ri)的临床表现很广泛,但多不具有特异性,最常见的临床表现是快速进行性的认知功能下降:76% 的患者有认知或行为功能的改变,主要包括记忆障碍、注意力缺陷、痴呆、人格和行为的改变;46% 的患者有局灶性神经系统症状,如言语障碍、视野缺损、单肢瘫或轻偏瘫、小脑共济失调等;79% 的患者存在两项或更多的表现,如头痛、癫痫、精神症状或行为改变、局灶性神经功能缺损等[4]。

CAA 的影像表现多样,可有脑叶出血、皮层多发脑微出血灶、皮层表面铁沉积、大脑凸面蛛网膜下腔出血、半卵圆中心血管周围间隙扩大、脑微梗死、脑白质病变、脑萎缩等[5]。

CAA 的诊断标准可参见 2010 年改良版波士顿诊断标准[6],包括:

(1)很有可能的 CAA:临床资料和 MRI 或 CT 证实:①限于脑叶、皮质和皮质-皮质下区域的多灶性出血(ICH、CMBs,包括小脑出血),或单个脑叶、皮质或皮质-皮质下出血和 CSS(局灶性或播散性);②年龄不低于 55 岁;③无其他脑出血原因。

(2)可能的 CAA:临床资料和 MRI 或 CT 证实:①单个脑叶、皮质或皮质-皮质下 ICH、CMB 或 CSS(局灶性或播散性);②年龄不低于 55 岁;③无其他脑出血原因。

(3)其他脑出血原因:包括头部创伤、脑梗死出血转化、动静脉畸形、出血性肿瘤、华法林治疗(INR>3)、血管炎、凝血机制异常等。

临床医师需要提高对 CAA-ri 的认识,相关内容如表 1 所示:

表 1　CAA 的相关表现及诊断事项

概述	临床上常表现为急性或恶急性知功能减退、头痛、癫痫或局灶性神经功能缺损,且对免疫抑制治疗反应较好
病因与发病机制	Aβ 沉积触发了血管炎症反应
临床表现	中年以上的患者,急性或亚急性起病,以头痛、精神状态或行为改变、局灶性神经体征和癫痫状态中为主要表现
颅脑 MRI 检查	MRI 检查表现为浸润性白质病变,呈典型的不对称,有或无占位效应,伴或不伴软脑膜或脑实质强化;SWI 序列存在 CAA 的证据,如多发性皮质或皮质下出血或微出血,或近期/先前的脑叶出血
ApoE 基因检测	ApoE ε4/ε4 基因型 70%～80%
病理	血管周围或血管壁内/透壁炎症,皮质或软脑膜血管 Aβ 沉积
鉴别诊断	感染、脱髓鞘病变、原发及继发性血管炎、肿瘤

续表

CAA-ri 的治疗	迄今为止,CAA 在治疗上仍缺乏特异而有针对性的方法,但仍有一些治疗原则可供参考:对于很可能是 CAA-ri 的患者,目前的研究数据支持使用经验性免疫抑制治疗并避免脑活检;随访经验治疗的患者和在 3 周内对皮质类固醇治疗无反应者考虑脑活检

诊断标准[7-8]:很可能的 CAA 相关性炎症:①年龄不低于 40 岁;②存在 1 项及以上以下临床表现:头痛、意识水平下降、行为改变、局灶性神经体征、癫痫发作(可慢性、急性或亚急性起病);这些临床表现并非直接由急性颅内出血引发;③MRI 提示单发或多发白质高信号病灶,非对称性并延伸至皮质下白质;非对称病灶并非既往颅内出血所致;④存在不少于 1 处皮质-皮质下出血性病灶,包括ICH、CMB、CSS;⑤排除肿瘤、感染及其他病因。

三、病例启示

CAA-ri 是近期被临床上认识的一种罕见疾病,也称为"Aβ 相关血管炎",通常认为是软脑膜及脑血管 β 淀粉样蛋白引起的炎症反应,临床表现为急性或亚急性认知功能减退、意识模糊、局灶性功能障碍、癫痫和头痛的中老年患者,脑 MRI 表现为弥漫性脑白质病变或无明显强化的局灶性占位性病变,需行颅脑 SWI 检查,以排查 CAA 相关性炎症。同样,临床及影像不能排除中枢神经系统血管炎、低级别胶质瘤或淋巴瘤时,也应考虑此病,完善颅脑 SWI 检查。TFNE 认识率极低,因其临床表现酷似 TIA、部分癫痫发作、偏头痛等临床熟知的常见病而易误诊和误治,所以对疑似患者应检查 MRI 的 T2 或 SWI 序列,旨在发现脑凸面 SAH 或皮质表浅铁沉着症等以确诊 CAA。近几年来,由于 CAA 病理生理学、临床表现、影像学表现、诊断和治疗的发展,对 CAA 的认识有了长足的进步,临床医生应提高和更新对该病的认识,以期能对 CAA 相关炎症患者正确地诊断和处理。

参考文献

[1] SALVARANI C, MORRIS J M, GIANNINI C, et al. Imaging findings of cerebral amyloid angiopathy, Aβ-related angiitis (ABRA), and cerebral amyloid angiopathy-related inflammation: a single-Institution 25-year

experience[J]. Medicine (Baltimore)，2016，95：e3613.

[2] SHARMA R，DEARAUGO S，INFELD B，et al. Cerebral amyloid angiopathy：review of clinico-radiological features and mimics[J]. Journal of medical imaging and radiation oncology，2018，45：427-434.

[3] 倪俊，崔丽英. 临床医生应重视脑淀粉样发作[J]. 中华神经科杂志，2017,50(3):161-162.

[4] 康远程，魏文石. 脑淀粉样血管病相关炎症反应的研究进展[J]. 中国临床神经科学,2015,23(6):697-701.

[5] THANPRASERTSUK S，MARTINEZ-RAMIREZ S，PONTES-NETO O M，et al. Posterior white matter disease distribution as a predictor of amyloid angiopathy[J]. Neurology，2014，83：794-800.

[6] LINN J，HALPIN A，DEMAEREL P，et al. Prevalence of superficial siderosis in patients with cerebral amyloid angiopathy[J]. Neurology，2010，74：1346-1350.

[7] AURIEL E，CHARIDIMOU A，GUROL M E，et al. Validation of clinicoradiological criteria for the diagnosis of cerebral amyloid angiopathy-related inflammation[J]. JAMA neurology，2016，73：197-202.

[8] 杜烨，章殷希，丁美萍. 脑淀粉样血管病相关炎症的临床研究进展[J]. 中华医学杂志,2015,95(25):2039-2041.

（作者：贾国勇）

表现为脑内多发微出血灶的血管内淋巴瘤

一、病例分享

❶ 初步病史

患者女性,31 岁,农民,因"反复头痛、反应迟钝 3 个月,发作性肢体抽搐 2 天"于 2017 年 7 月 18 日收入院。

❷ 病情演变

患者于 2017 年 4 月无明显诱因出现头痛,表现为全头胀痛,伴恶心、呕吐,头痛呈阵发性,每次发作持续 3～4 小时,无意识障碍,无肢体活动障碍,无肢体抽搐。2017 年 4 月 28 日行颅脑 MRI 检查,未见明显异常,于当地门诊给予甘露醇等药物治疗 3 天,仍有阵发性头痛,程度较前略减轻。

2017 年 6 月,患者感头痛加重,伴眩晕、恶心、呕吐、视物模糊,思睡,反应迟钝,至某三甲医院住院,行颅脑 MRI＋MRA (2017 年 6 月 4 日)检查示"双侧额叶、颞叶、胼胝体、左枕叶、右侧小脑半球异常信号,考虑血管炎的可能";完善实验室检查示"抗核抗体 1∶320,乳酸脱氢酶 641 U/L(正常值为 120～230 U/L),肝肾功、血生化、血脂、血同型半胱氨酸、Notch 3 基因检测均为阴性"。2017 年 6 月 5 日腰椎穿刺示"脑压 240 mmH$_2$O,蛋白 0.52 g/L(正常值为 0～0.41 g/L),脑脊液细胞学、细菌、真菌、抗酸杆菌涂片、脑脊液培养、脑脊液及血寡克隆带、脑脊液及血 AQP-4 均为阴性",2017 年 6 月 7 日颅脑 MRI＋MRV＋SWI＋MRS＋脊髓 MRI 检查示"脑内多发微出血灶,考虑血管炎"(见图 1 A~L),给予甲强龙冲击治疗(6 月 7~18 日),1 g×3 d,然后改为 500 mg×3 d,然后改为 240 mg×3 d,然后改为 120 mg×3 d,然后改为泼尼松 60 mg/d 口服;经激素治疗后患者头痛及反应迟钝明显好转,可正常与家人沟通。2017 年 6 月 19 日出院后继续口服泼尼松治疗并逐渐减量(3 天减 2 片)。院外患者头痛、反应迟钝等症状持续缓解,2017 年 6 月 29 日复查颅脑 MRI ＋SWI 示"左枕叶、双侧大脑半球白质区多发异常信号,病变范围较前缩小,SWI 示双侧大脑、小脑半球皮质下仍有多发微出血灶"(见图 1 M~P),继续口服泼尼松,每 3 天减 2 片,至 2017 年 7 月 7 日停药。

2017 年 7 月 14 日患者感头痛再次加重,并出现一过性右手持物不稳、双下肢乏力,持续约 1 小时缓解;至当地医院行颅脑 CT(2017 年 7 月 14 日)检查示"左额叶、枕叶、右颞叶多发病灶,呈混杂密度",于 7 月 16 日来我院急诊神经内科就诊时出现发作性肢体抽搐伴意识丧失,持续 2 分钟左右缓解,共发作 2 次;急查颅脑 CT(2017 年 7 月 16 日)示"双侧大脑半球多发低密度灶",给予脑保护、脱水、控制癫痫发作等治疗 2 天后收入院。

患者否认既往高血压、糖尿病等慢性病史;发病前无上呼吸道感染史,发病前无疫苗接种史;否认肝炎、结核等传染病史,否认特殊药物、毒物接触史,否认酒精及其他药物滥用史,否认冶游史,否认牛、羊及鸽子等动物接触史,否认家族性遗传性疾病史。

❸ 检查评估

入院查体见体温 37 ℃,脉搏 92 次/分,呼吸 20 次/分,呼吸 117/77 mmHg,心、肺、腹部查体(一),皮肤无皮损及皮下结节,全身无淋巴结肿大。神经系统查体见意识模糊,精神淡漠,查体不合作。双侧瞳孔等大等圆,直径约 3 mm,对光反射存在。四肢可见自主活动,动度尚可,肌张力正常,双侧腱反射等叩(＋＋),感觉共济检查不配合,双侧 Babinski 征及双侧查多克(Chaddock)征未引出。颈无抵抗感,Kernig 征(一),其余查体不合作。

实验室检查:三大常规、凝血、心肌酶、肝肾功、电解质、艾滋病病毒及梅毒血清学、肿瘤系列、叶酸、维生素 B_{12} 水平、妇科内分泌六项、皮质醇、ACTH 检查无异常;载脂蛋白 E 示 e3 表型阳性,e2 和 e4 表型阴性;甲状腺功能示 FT3 为 2.53 pmol/L(正常值为 2.63~5.70 pmol/L),FT4 为 8.87 pmol/L(正常值为 9.01~19.05 pmol/L),TSH 为 0.054 μIU/mL(正常值为 0.35~4.940 μIU/mL),

余正常;风湿系列示抗核抗体 1：160,超敏 C 反应蛋白 16 mg/L(正常值小于 6 mg/L),余正常;腰椎穿刺(2017 年 7 月 19 日)示压力大于 320 mmH$_2$O,蛋白 0.55 g/L,CSF 细胞学、葡萄糖、氯离子定量、免疫球蛋白定量、CSF＋血寡克隆带、CSF＋血抗神经元抗体均为阴性。

颅脑 MRI 平扫＋增强(2017 年 7 月 24 日):双侧大脑半球皮质脑白质区多发斑片状长 T1、长 T2 信号,FLAIR 呈高信号,DWI 呈略高或低信号。双侧额颞岛叶皮质区及双侧小脑半球多发带状及点状短 T1、短 T2 信号,以右侧额颞岛叶为著。SWI 显示双侧大脑半球、小脑半球皮质下多发点片状低信号,以皮质下为著(见图 1 Q～T)。结论:脑内多发出血性病灶,较前(2017 年 6 月 29 日)明显增多增大,考虑血管源性病变。

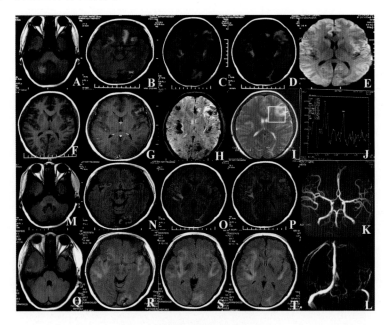

图 1　患者的神经影像学资料

2017 年 6 月 7 日颅脑 MRI (图 A～L)示右侧小脑半球、左侧枕叶、双侧额叶、颞叶多发病灶,FLAIR 序列 (图 A～D)为高信号,DWI 未见弥散受限 (图 E),病变呈长 T1 信号(图 F),注射 Gd-DTPA 后扫描 (图 G),病灶未见明显强化,颅脑 SWI(图 H) 示双侧大脑半球皮层及皮层下多发片状低信号,以皮层下为著;颅脑 MRS (图 I～J) 示 NAA 峰降低,Cho 峰升高,有倒置的 Lip 双峰;颅脑 MRA (图 K) 未见明显异常;MRV(图 L)示左侧横窦显影不良。2017 年 6 月 29 日复查颅脑 MRI (图 M～P)示双侧大脑半球白质区片状高信号,病变范围较 6 月 7 日明显减少。2017 年 7 月 24 日复查颅脑影像学(图 Q～T)示双侧大脑半球皮质、脑白质区多发斑片状高信号,病变较 6 月 29 日明显增大增多。

2017 年 8 月 8 日脑活检结果：患者于 8 月 8 日在全麻下行右侧额颞叶病变开颅活检术。术中可见右额叶皮层呈灰黄色，电灼皮层，质地稍韧，取部分病变送快速病理，然后取部分灰黄色的脑组织送常规病理。HE 染色可见脑组织内散在大量多灶性微小出血及坏死，陈旧性出血中可见含铁血黄素沉积。脑白质内毛细血管明显增生，大量小血管周围有出血、渗出及水肿。脑内及脑膜表面小血管内可见大量异形核淋巴细胞聚集。免疫组化示 BCL-2（＋），C-myc（＋），MUM-1（＋），CD20（＋），CD79α（＋），Ki67（增殖指数约 70％）（＋），BCL-6（＋），提示（脑右侧裂）血管内大 B 细胞淋巴瘤，非生发中心型（见图 2）。

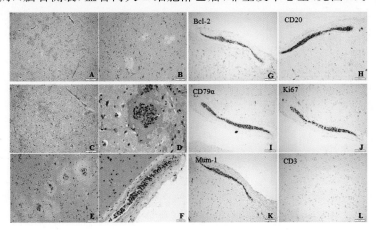

图 2　患者的组织病理学表现

HE 染色（图 A～F）示脑组织内散在大量多灶性微小出血（A），脑组织内散在葡萄样水肿（B），脑白质内毛细血管明显增生（C），小血管周围有出血、渗出（D），小血管周围有水肿（E），脑组织内及脑膜小血管内可见大量异形的单核细胞聚集（F）。患者的免疫组化染色（G～L）示 Bcl-2、CD20、CD79α、Ki67（增殖指数约 70％）、Mum-1（＋）、CD3（－）。

❹ 鉴别诊断

（1）原发性中枢神经系统血管炎（primary angiitis of the central nervous system，PACNS）：该患者为青年女性，急性起病；表现为头痛、反应迟钝等症状；颅脑 MRI 检查示双侧大脑半球皮层下多发病灶；经激素治疗后症状好转，支持 PACNS 的诊断。不支持点包括病灶在 DWI 序列弥散受限不明显；激素治疗后短期内脑内病灶部分消失；停用激素后病情迅速反复。该患者需行进一步检查，必要时可行脑活检。

（2）脑淀粉样血管病相关炎症（cerebral amyloid angiopathy-related

inflammation，CAA-ri)：患者急性起病，表现为头痛、认知功能障碍；SWI 示皮层及皮层下多发微出血灶；激素治疗有效，均支持 CAA-ri 诊断。但该患者发病年龄较轻，激素治疗虽一度有效，但病情进展迅速，需进一步排除该项诊断。

（3）原发性中枢神经系统淋巴瘤（primary central nervous system lymphoma，PCNSL)：可表现为进行性认知功能障碍和局灶性神经功能缺损症状；MRI 上显示的白质病变经激素治疗后部分病灶快速消失。但该患者的病变位置并非位于近中线的深部白质等 PCNSL 的好发部位，而是多位于皮层下，且病灶强化不明显。此外，出血性病变在 PCNSL 中罕见；PCNSL 表现为癫痫的亦少见。

❺ 治疗详情和预后

患者在活检术后出现脑出血、肺部感染，病情迅速恶化，术后 4 天转回当地医院治疗，3 周后（2017 年 9 月 2 日）死亡。

二、分析讨论

血管内大 B 细胞淋巴瘤（intravascular large B-cell lymphoma，IVLBCL)是一种罕见的结外系统性恶性肿瘤，其特征是肿瘤样淋巴细胞在中、小血管的管腔内选择性地大量增生、异常聚集，具有高度的侵袭性[1]。IVLBCL 非常罕见，发病率低于百万分之 0.5，多见于中老年人，发病年龄的中位数为 67 岁；男女之间无明显差异；目前病因尚未明确，可能和病毒感染有关，如 EB 病毒、人类疱疹病毒 8 型（human herpes virus-8，HHV-8）和人类免疫缺陷病毒（human immunodeficiency virus，HIV)等，此外免疫功能缺陷、遗传因素以及地域环境可能也参与了发病过程[2]。肿瘤细胞选择性地血管内生长很可能和恶性转化过程中某些黏附分子如 CD29（β_1 整合素）和 CD54（ICAM-1)表达缺失以及 Hermes-3归巢受体抗原缺陷有关[3]。这些黏附分子和受体对于细胞穿过血管壁是至关重要的。肿瘤样细胞在中小型动脉的管腔内大量增生、聚集，会导致小动脉闭塞，阻碍动脉供血至远端部位，从而导致各器官缺血。患者全身多个组织、器官可同时受累，但不累及淋巴结，外周血、脑脊液以及骨髓中多无淋巴瘤细胞。

IVLBCL 临床表现缺乏特异性，主要分为两种亚型[4]：经典型（西方型）和亚洲变异型。前者主要累及神经系统和皮肤。神经系统受累最常见的表现为认知功能障碍或痴呆，其次为瘫痪、癫痫及其他局灶性体征；皮肤受累可表现为斑疹、色素沉着、皮下结节或肿块等。亚洲变异型主要表现为全血细胞减少、肝脾肿大、脏器衰竭等噬血综合征的表现。我国既往报道的 IVLBCL 绝大多数倾向于西方型,实验室检查缺乏特异性指标,以贫血、血沉增快、乳酸脱氢酶水平增高以及可溶性白介素 2-受体(soluble inerleukin 2-receptor,sIL2-R)水平增高最为常见。影像学检查亦缺乏特异性,文献报道的 IVLBCL 异常的 MRI 表现主要包括梗死样病灶、非特异性白质病变、脑膜强化、肿瘤样病变以及脑桥 T2WI 高信号五种类型[5]。由于 IVLBCL 的临床表现、实验室检查及影像检查均缺乏特异性,因此给诊断带来了很大困难。脑活检或其他受累部位的活检仍是诊断 IVLBCL 的"金标准",有文献报道随机皮肤活检或许可以早期诊断 IVLBCL[6]。

　　IVLBCL 患者中,影像学仅表现为出血性病变的非常罕见,这可能是由于淋巴瘤细胞中高水平的血管内皮生长因子免疫反应性所致,或是由于血管的淋巴瘤细胞和内皮细胞之间的直接相互作用导致的血管壁损伤所引起[7]。本例患者为青年女性,SWI 提示脑内多发微出血灶,因此需与中枢神经系统血管炎和 CAA-ri 相鉴别。PACNS 多见于 40 岁左右的青年患者,头痛是最常见的临床表现,还可出现局灶性神经功能缺损、癫痫、认知功能障碍;影像学可出现双侧大脑半球对称或非对称的白质病变,病灶多位于深部白质,软脑膜强化常见,MRA 可见血管串珠样狭窄;病理表现为受累血管壁的炎性损伤,可分为肉芽肿型、淋巴细胞增生型和纤维坏死型。PACNS 对激素治疗反应好,预后较好。CAA-ri 平均发病年龄为 63 岁,影像学可见 T2 和 FLAIR 序列多发、不对称的高信号病灶,多累及颞叶和额叶,可伴有占位效应,有软脑膜及脑实质的强化,大多数患者的 SWI 有皮层、皮层下的多发微出血灶;病理特点为皮层或软脑膜血管有 Aβ 沉积,血管周围或血管内有炎症细胞浸润。根据病理结果可将三者进行区分。

　　IVLBCL 目前尚无统一的治疗方案,激素可以缓解病情,但持续时间短。目前普遍采用蒽环类药物为基础的联合化疗(CHOP 方案)＋利妥昔单抗为一线治疗方案[4],曾有文献报道一例患者接受 R-CHOP 治疗达到 5 年完全缓解[6]。中枢神经系统受累的患者推荐在此基础上联合应用大剂量甲氨蝶呤。基础情况好的年轻患者可在联合化疗后的第一个完全缓解期行自体干细胞移植。该病多进展迅速,预后极差,病死率超过 80%,诊断后的生存时间少于 1 年,平均 5～7 个月[5]。

三、病例启示

　　(1)IVLBCL 是临床罕见病,病情进展迅速,预后差,早期诊断和治疗是关键。

（2）对表现为快速进展性痴呆、反复卒中样发作、MRI 提示多发白质病变、LDH 升高的患者（特别是中老年患者），需考虑 IVLBCL 的可能。

（3）活检是诊断 IVLBCL 的"金标准"，淋巴瘤细胞选择性地在小血管的管腔内聚集，随机皮肤活检有可能帮助早期诊断。

（4）遇到多发脑内微出血（CMB）的患者，除了常见病因外，还要考虑少见病因，尤其是 IVLBCL 的可能。

参考文献

[1] MANSUETO G，DI V A，BELLUOMO C，et al. A case of intravascular large B cell lymphoma：new clinical and immunohistochemical findings[J]. Neuropathology，2016，36(5)：496-503.

[2] 孙萌,章殷希,丁美萍. 中枢神经系统血管内淋巴瘤的研究进展[J]. 中华神经科杂志,2017,50(4):317-320.

[3] KUBISOVA K，MARTANOVIC P，SISOVSKY V，et al. Dominant neurologic symptomatology in intravascular large B-cell lymphoma［J］. Bratislavské lekárske listy，2016，117(6)：308-311.

[4] FONKEM E，DAYAWANSA S，STROBERG E，et al. Neurological presentations of intravascular lymphoma(IVL)：meta-analysis of 654 patients [J]. BMC neurology，2016，16：9.

[5] YAMAMOTO A，KIKUCHI Y，HOMMA K，et al. Characteristics of intravascular large B-cell lymphoma on cerebral MR imaging［J］. American journal of neuroradiology，2012，33(2)：292-296.

[6] SAWADA T，OMURO Y，KOBAYASHI T，et al. Long-term complete remission in a patient with intravascular large B-cell lymphoma with central nervous system involvement［J］. Oncotargets and therapy，2014，7：2133-2136.

[7] SUZUKI Y，TANAKA H，SUYAMA K，et al. Secondary central nerve system lymphoma with intratumoral hemorrhage suggested as intravascular lymphoma by autopsy：a case report［J］. Journal of clinical medicine research，2017，9(11)：953-957.

（作者：刘颖）

案例 13

鼻咽 MALT 淋巴瘤致岩尖综合征

一、病例分享

❶ 初步病史

患者女性,46 岁,农民,因"发热、头痛、听力下降 2 个月"入院。

❷ 病情演变

患者 2 个月前受凉后出现流涕症状,伴发热,最高体温 38 ℃,无典型午后、夜间发热样规律热型。伴颈枕部、左耳内、左颞部持续性胀痛,有阵发性剧痛,剧痛发作时影响生活。左耳听力下降,进食或饮水快时有呛咳。无意识丧失、肢体抽搐,无言语不清、肢体麻木无力,无视物模糊、重影,无行走、持物不稳。自服"感冒药、消炎药"后流涕、头痛症状略有减轻,仍间断发热伴发作性剧烈头痛。1 个月前就诊于当地医院,以"中耳乳突炎"治疗后效果不佳,听力下降、头痛、间断发热症状无明显缓解。

既往史:患者既往有高血压病史 15 年,未规律治疗;4 年前行宫外孕手术,术中曾输血;1 年前因"听力下降、左耳不适"于当地诊断为"中耳炎",治疗后好转;余慢性病病史、传染病病史、过敏史、个人史、月经婚育史、家族史、特殊物质及动物接触史均无。

❸ 检查评估

入院查体：一般查体示体温 36.5 ℃，脉搏 72 次/分，呼吸 20 次/分，血压 168/98 mmHg，体重 67 kg，心肺腹（一），淋巴结触诊无特殊。高级神经活动查体无异常；左侧眼裂（5 mm）小于右侧眼裂（7 mm），左侧瞳孔直径（2.5 mm）小于右侧瞳孔直径（3 mm），双侧面部泌汗正常，双侧瞳孔对光反射灵敏，眼球各方向活动灵活，左侧鼻唇沟略浅，面部感觉正常，左耳听力下降，双侧咽反射灵敏，悬雍垂居中，软腭动度可，伸舌略偏左，左侧舌肌较右侧略萎缩（询问既往是否舌肌萎缩，自述无关注）；运动、共济、肢体躯干感觉查体无异常；腱反射、病理反射查体无异常；颈部抵抗，双侧 Kernig 征（一）。

实验室检查：血常规示白细胞 10.34×10^9/L，中性粒细胞 81.80%，血沉 58 mm/h，其余尿常规、大便常规、肝肾功、电解质、血糖、血脂、凝血四项、艾滋病病毒、乙肝抗体、梅毒抗体、布氏杆菌检查、T-SPOT、G/GM 试验、风湿系列、ANCA、肿瘤系列、甲状腺功能及抗体均未见明显异常。患者的脑脊液检查结果如表 1 所示。

表 1　患者的脑脊液检查结果

项目						
颅内压	细胞学	常规	生化	免疫球蛋白	病原学	细菌培养
160 mmH$_2$O	外观清白细胞计数：12/mL 白细胞分类：(1)小淋巴细胞 84% (2)大淋巴样细胞 1% (3)一般单核细胞 12% (4)中性粒细胞 3% 色氨酸试验（±）墨汁染色（一）乳酸定量：5.7 mmol/L（正常值为1.2～2.1 mmol/L）	无色、清晰 球蛋白（±）红细胞（一）白细胞：62×10^6/L 单核细胞比例 85% 多核细胞比例 15%	葡萄糖：4.44 mmol/L 蛋白：0.31 g/L 氯离子：127 mmol/L	IgG 94.9 mg/L IgA 12.4 mg/L IgM 4.24 mg/L	TB PCR（一）HSV PCR（一）	阴性

患者的影像学检查结果如图 1 所示。

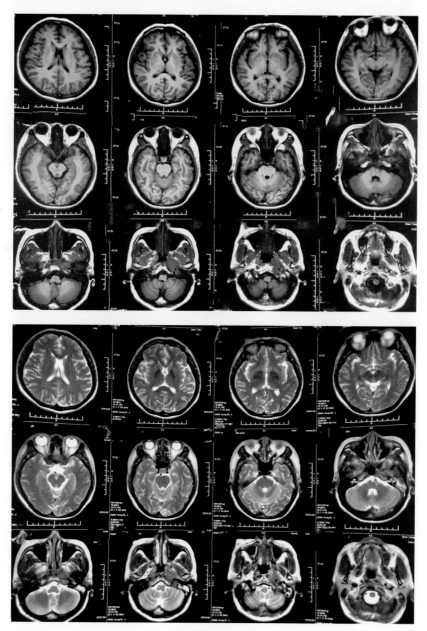

图 1　患者的颅脑 MRI(一)

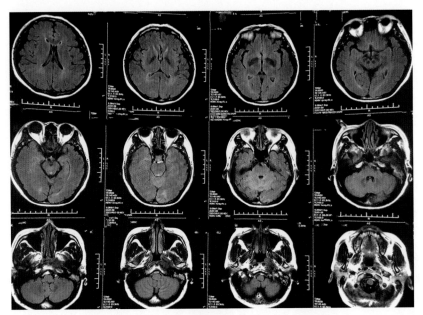

图 1　患者的颅脑 MRI(二)

❹ 鉴别诊断

定位诊断:定位为脑膜+颅神经病变。

定性诊断:患者为中年女性,既往有高血压、中耳炎病史;亚急性病程,发热、头痛、听力下降、饮水呛咳;阳性体征:脑膜刺激征,左 Horner 征,左听力下降,左鼻唇沟浅,左侧舌肌萎缩;颅脑 MRI 见脑实质无明显异常;实验室检查见白细胞 10.34×10^9/L,血沉 58 mm/h;脑脊液检查见细胞数 12/mL,混合细胞反应,中性粒细胞 3%,乳酸 5.7 mmol/L,脑脊液糖、蛋白、氯离子正常,免疫球蛋白升高。结合"MIDNIGHTS"定性原则,考虑:

(1)结核性脑膜炎:患者热性病史,有头痛及颈部抵抗等脑膜刺激症状体征,脑脊液检查见细胞数增多,混合细胞反应,均支持结核性脑膜炎的诊断;不支持点为脑脊液氯离子无明显降低,脑脊液蛋白不高。临床上应经验性尽早行抗结核治疗,动态观察。

(2)脑膜癌病:脑膜癌病常见慢性头痛及颅神经受损表现,颅内高压导致的头痛多为全头痛,伴恶心、呕吐,颅神经损害常见眼球运动障碍、视力下降及后组颅神经损害,多为肺癌转移。脑脊液查见癌细胞可确诊。此例患者需完善颅脑强化 MRI 检查及排查肿瘤,可多次送检脑脊液查找异性细胞。

❺ 治疗详情和预后

入院后给予患者经验性抗结核治疗,症状无缓解,1 周后复查脑脊液,指标无好转(见表 2)。脑脊液细胞数明显升高,中性粒细胞占比增加,免疫球蛋白均升高,考虑结核性脑膜炎正规治疗后短期内可出现脑脊液细胞数恶化,但中性粒细胞比例不应明显升高,进一步完善颅脑强化 MRI 检查,观察颅内情况,发现鼻咽占位性病变(见图 2)。诊断明确为鼻咽占位堵塞咽鼓管,引发乳突炎,累及岩骨,导致岩尖综合征(听神经、三叉神经受累,并发脑膜炎);鼻咽占位累及咽旁间隙,出现 Horner 征及舌下神经损害。行活组织检查,明确占位性质为结外边缘区黏膜相关淋巴组织 B 细胞淋巴瘤(MALToma),免疫组化示 CD20、CD79a 弥漫(＋),CD2、CD3 残存 T 细胞(＋),CD56(－),TIA-1(－),MyoD1(－),EBER(－)。转血液科继续诊治,给予 COP 方案化疗及左氧氟沙星抗感染治疗,患者头痛症状明显缓解。复查脑脊液结果如表 2 所示。

表 2　患者复查脑脊液结果

项目						
颅内压	细胞学	常规	生化	免疫球蛋白	病原学	细菌培养
155 mmH$_2$O	外观清 白细胞计数: 134/mL 白细胞分类: 小淋巴细胞 20% 大淋巴样细胞偶见 一般单核细胞 2% 中性粒细胞 78% 色氨酸试验(＋) 墨汁染色(－) 乳酸定量: 3.2 mmol/L(正常值为 1.2~2.1 mmol/L)	无色、清晰 球蛋白(＋) 红细胞(－) 白细胞: 42×10^6/L 单核细胞比例(－) 多核细胞比例(－)	葡萄糖: 4.1 mmol/L 蛋白: 0.8 g/L 氯离子: 123 mmol/L	IgG 190 mg/L IgA 28.5 mg/L IgM 12.1 mg/L	TB PCR(－) HSV PCR(－)	阴性

患者复查颅脑强化 MRI,结果如图 2 所示。

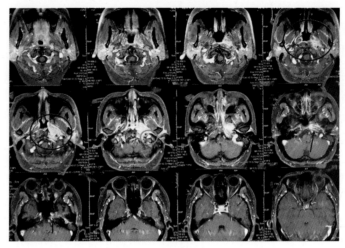

图 2　颅脑强化 MRI

二、分析讨论

在某些部位,两条或两条以上的脑神经在一个共同的解剖空间中紧邻,当一个局灶性疾病发生时,可能涉及邻近多条脑神经,形成某个综合征表现(见表 3)。可结合查体体征,进行局部定位。

表 3　多条脑神经受累综合征

综合征	受累脑神经							
眶上裂综合征		III	IV	V 1	VI			
眶尖综合征	II	III	IV	V 1	VI			
海绵窦综合征		III	IV	V 1	VI			
岩尖综合征				V 1	VI			
桥小脑脚综合征					VI	VII	VIII	
颈静脉孔综合征	XI							IX
科莱-西卡德(Collet-Sicard)综合征	XI	XII						IX
咽后间隙综合征	Horner 征(＋)				IX	X	XI	XII

❶ 多颅神经损害的诊断思维导图

多颅神经损害主要定位于中枢、中枢旁(实质外)、周围。中枢损害除颅神经损害外,多有其他中枢损害症状及体征。周围损害分三个层次:多发周围神经病变(吉兰-巴利综合征、糖尿病、白喉、艾滋病病毒、莱姆病、结节病、特发性、化疗药等)、神经肌肉接头病变(重症肌无力、肉毒中毒)、肌肉病变(进行性眼外肌麻痹、眼咽型肌营养不良等)。中枢旁病变诊断最为复杂,可参考思维导图(见图 3),结合不同病因选择不同的辅助检查方式。

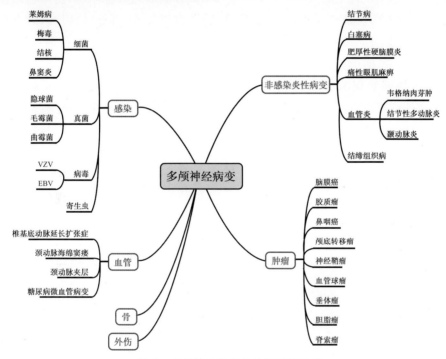

图 3 多颅神经损害的诊断思维导图

❷ 关于结核性脑膜炎

典型结核性脑膜炎的脑脊液细胞学特点为:脑脊液压力升高(多为 $200\sim400$ mmH$_2$O),蛋白定量升高(多为 $1000\sim2000$ mg/L),而葡萄糖和氯化物水平降低。脑脊液白细胞计数明显增多,多为 $(50\sim200)\times10^6$/L,并呈现典型的混合细胞反应。普遍认为结核性脑膜炎急性期脑脊液多以嗜中性粒细胞增多为主,可达 60%～80%,亚急性期转变为混合细胞学反应,经过有效抗结核治疗后嗜中性粒细胞比例下降,淋巴细胞增加,恢复期白细胞数明显下降,嗜中性粒细胞逐渐消失。病毒性脑膜炎在发病的 8～48 小时内会出现嗜中性粒细胞反应,但是嗜中性粒细胞会在 1～3 天内急剧减少甚至消失,表现为淋巴细胞反应。而多数病毒性脑膜炎患者为自限性,经治疗 2 周内痊愈,脑脊液细胞学可见淋巴细胞迅速减少。化脓性脑膜炎患者嗜中性粒细胞增多更为显著,往往大于 $500×10^6/L$,甚至更高,如脑脊液中不出现或偶见嗜中性粒细胞,一般可以排除化脓性脑膜炎。

结核性脑膜炎诊断及鉴别诊断的困难:广谱抗生素的应用,化脓性膜炎症状不典型,类似结核性脑膜炎的表现;不典型结核性脑膜炎日益增加;隐球菌脑膜炎与结核性脑膜炎临床相近,未找到隐球菌前,难以鉴别,部分结核性脑膜炎合并隐球菌脑膜炎。结核病原学检查仍是难题,目前可用的检查有 T-SPOT、TB PCR、(改良)抗酸染色、二代测序。

结核性脑膜炎的治疗:不能排除结核性脑膜炎的,一般需经验性抗结核治疗;结核性脑膜炎治疗 2 周内,脑脊液细胞学检查结果可有恶化;抗结核治疗效果差,应怀疑隐球菌脑膜炎。

三、病例启示

有颅神经损害症状时,细致查体 12 对颅神经;建立多颅神经损害的诊断框架,颅神经损害具备"综合征"特点时,注意局部定位;颅脑 MRI 阅片时不要遗漏鼻窦、鼻咽、鞍旁、眼眶;发热合并多颅神经损害时,肿瘤占位导致继发感染需注意。

参考文献

[1]JENSEN P V F, HANSEN M S, et al. The forgotten syndrome? four cases of Gradenigo's syndrome and a review of the literature[J]. Strabismus, 2016, 24: 21-27.

[2]CARROLL C G, CAMPBELL W W. Multiple cranial neuropathies[J]. Seminars in neurology, 2009, 29: 53-65.

[3]KEANE J R. Multiple cranial nerve palsies: analysis of 979 cases[J]. Archives of neurology, 2005, 62: 1714-1717.

[4]赵钢,杜芳. 结核性脑膜炎临床诊断思路[J]. 中国现代神经疾病杂志, 2013,13(1):1-4.

［5］FENG G D，SHI M，MA L，et al. Diagnostic accuracy of intracellular mycobacterium tuberculosis detection for tuberculous meningitis［J］. American journal of respiratory and critical care medicine，2014，189：475-481.

（作者：贾国勇）

案例
14

以双侧急性小脑梗死为影像学表现的线粒体脑肌病

一、病例分享

❶ 初步病史

患者男性,20岁,学生,因"肠梗阻并术后10天,发作性颈部歪斜、眼睑抽搐1天",于2017年10月21日收入院。

❷ 病情演变

患者10天前因腹痛、腹胀,伴恶心、呕吐及发热至当地医院就诊,体温最高38.2℃,诊断为"急性肠梗阻",后于当地医院行手术治疗,术后给予补液、抗感染治疗7天,体温恢复至正常,无恶心、呕吐,仍感腹胀、腹痛,精神欠佳,出院前渐出现发作性左侧面部麻木,伴颈部向左侧歪斜、左上睑抽搐。以上症状每日发作数十次,伴发作性头晕,无法下地行走,偶感视物旋转,无意识丧失,无肢体活动不灵等症状,遂来我院就诊并入院治疗。患者自幼双耳听力下降,13年前有"脑炎"病史,表现为发热、抽搐,具体情况不详;有"预激综合征"病史5年。

入院神经系统查体:营养中等,发育正常,足弓高;神志清,精神差,言语流利,双耳听力下降,伸舌居中,未见眼球震颤;四肢肌力、肌张力正常,四肢腱反射等叩(＋＋),双侧指鼻试验、跟膝胫试验欠稳准,闭目难立征阳性,双侧病理征阴性。

初步诊断:颅内感染,脑干脑炎待排,代谢性脑病待排。

入院后给予患者头孢哌酮舒巴坦、更昔洛韦等药物抗感染治疗及静脉补液,症状未见明显好转,并逐渐出现嗜睡。

❸ 检查评估

(1)血乳酸 8.15 mmol/L,血钠 132 mmol/L,乳酸脱氢酶 360 U/L。血常规示白细胞 $20×10^9$/L,中性粒细胞比例 90%。

(2)腰穿(2017 年 10 月 22 日):脑脊液细胞数 $12×10^6$/L,乳酸 10.9 mmol/L,血乳酸 8.15 mmol/L。

(3)颅脑 MRI(2017 年 10 月 21 日):双侧小脑半球皮层长 T1 长 T2 病灶,DWI 相示高信号,FLAIR 相高信号,ADC 相为低信号(见图 1)。

(4)骨骼肌病理(2017 年 10 月 24 日):改良 Gomori 染色见较多破碎红纤维(见图 2)。

(5)mtDNA 检测 PCR-RFLP(酶切法)(2017 年 11 月 1 日):见 3243 位点 A→G突变,家系验证显示患者母亲及姐姐均不携带突变(见图 3)。

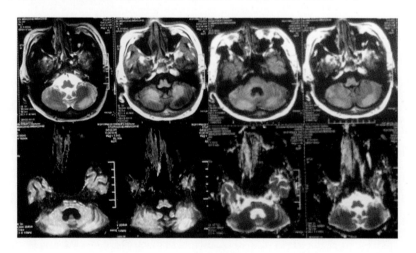

图 1 患者的颅脑 MRI

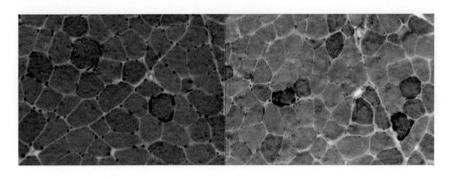

图 2   患者的骨骼肌 HE 染色(左)及改良吉姆萨(Gomori)染色(右)

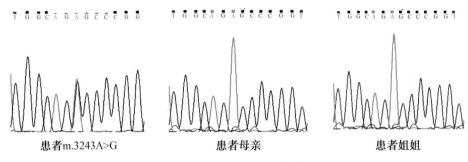

患者m.3243A>G   患者母亲   患者姐姐

图 3   患者的 mtDNA 突变位点检测

❹ 鉴别诊断

本例患者为青少年起病,既往有抽搐病史,本次神经系统表现为反复癫痫样发作,颅脑影像学显示为局限于小脑皮层,不符合单一血管分布的病灶;脑脊液乳酸和血乳酸显著升高,均支持线粒体脑肌病伴高乳酸血症和卒中样发作(mitochondrial encephalomyopathy, lactic acidosis and stroke-like episodes, MELAS)的诊断;骨骼肌活检发现线粒体异常(RRF)及线粒体 DNA(m. 3243A>G)突变,最终确诊为 MELAS。但患者发病过程的不典型之处易与其他疾病混淆,鉴别诊断包括:

(1)双侧小脑梗死:小脑梗死多以急性起病的眩晕、呕吐、眼球震颤、小脑性构音障碍、共济失调作为主要症状体征,可合并浅感觉障碍、锥体束征及意识障碍等。有研究表明,双侧小脑梗死以小脑后下动脉＋小脑上动脉梗死区发病率最高,且常常合并小脑外后循环梗死。双侧小脑梗死的病因往往是大动脉粥样硬化或动脉-动脉栓塞。

（2）利（Leigh）综合征：又称"亚急性坏死性脑脊髓病"，是线粒体病中的常见类型，因线粒体能量产生障碍，导致神经系统进行性退行性损害。根本病理机制为线粒体呼吸链功能异常导致氧化磷酸化障碍，ATP 产生减少，因此，能量需求越多的器官受损越严重，如中枢神经系统、心脏等。少年型及成人型较婴儿型少见，常表现为隐匿起病，出现进行性加重的共济失调、痉挛性截瘫、运动不耐受等症状，血清及脑脊液乳酸及丙酮酸明显升高，血气分析可见代谢性酸中毒。颅脑 MRI 表现为基底节、脑干、脊髓双侧对称性长 T1 长 T2 病变。核基因及线粒体基因检测有助于明确诊断。

（3）比科尔-斯诺夫（Bicker-Staff）脑干脑炎（BBE）：临床表现为急性或亚急性（4 周内）相对对称起病的复视、共济失调或同时出现，可伴有上睑下垂、眼内肌麻痹、延髓麻痹、面瘫、轻度肢体无力、浅表感觉减退等症状。病程中可出现意识障碍、腱反射亢进、Babinski 征阳性等症状。可能伴有前驱感染史，脑脊液出现蛋白细胞分离的现象，血清抗 GQ1b 抗体阳性。该病与 Miller-Fisher（Miller-Fisher）综合征（MFS）共属抗 GQ1b 抗体综合征，静脉注射 γ-球蛋白（IVIG）或血浆置换对 BBE 有效。

❺ 治疗详情和预后

　　患者入院当日夜间突发意识丧失伴四肢抽搐，伴牙关紧闭、尿失禁，症状持续 5 分钟未自行缓解，给予地西泮 10 mg 静脉注射，症状逐渐缓解，转至嗜睡状态。双侧瞳孔等大，直径 3.5 mm，对光反射迟钝，四肢肌张力略高，双侧 Babinski 征弱阳性，脑膜刺激征阴性，给予氯硝西泮 1 mg 口服，未再出现癫痫大发作。入院第 2 天患者仍为嗜睡状态，尚能唤醒及正常回答问题。腰穿压力 180 cmH$_2$O，脑脊液细胞数 12/cm^3，淋巴细胞反应，脑脊液乳酸 10.9 mmol/L，同期血乳酸 8.15 mmol/L，复查血常规白细胞 30×10^9/L，中性粒细胞比例 98%。当日行颅脑 MRI 示双侧小脑半球长 T1 长 T2 病灶，DWI 相示高信号，FLAIR 相呈高信号，ADC 相呈低信号，再次考虑诊断为 MELAS 或其他代谢性脑病（不除外）。遂加大补液量，给予碳酸氢钠纠正酸中毒，将抗生素更换为美罗培南 1 g 静脉滴注，每 8 小时一次。入院第 3 天，患者自诉心慌、胸闷，心电监护示心率 120 次/分，心电图示预激综合征表现。给予磷酸肌酸、降低心室率药物治疗，意识障碍逐渐加重。患者于当晚突发昏迷，血压降至 80/36 mmHg，心率超过 180 次/分，SaO_2 降至 82%，急查血气分析示 pH 值为 7.302，PaO_2 为 52.8 mmHg，$PaCO_2$ 为 23 mmHg，乳酸 12.5 mmol/L，行气管插管、中心静脉置管、大量补液、纠正休克及酸中毒，同时转入重症监护病房进一步治疗。患者于重症监护病房治疗期间始终为昏迷状态，胸部 CT 示双肺炎症伴右侧气胸，右侧肱二头肌活检见较多破碎红纤维。结合患者的临床表现、化验结果、影像学表现，认为 MELAS 诊断基本成立，并决定进行线粒体基因筛查，采用 PCR-RFLP 酶切法进行线粒体基因点突变检测，结果显示患者携带线粒体 m.3243A＞G 突变，其母亲和姐姐同时接受家系验证，均未携带突变。从怀疑 MELAS 诊断开始，给患者加用"鸡尾酒疗法"，包括左卡尼丁、精氨酸、艾地苯醌、复合维生素 B、维生素 C、复合辅酶、硫辛酸等联合治疗。同时不断升级抗生素，加大抗感染及肠内营养力度。患者于入院第 8 天，即转入重症监护病房的第 4 天血气分析明显好转，酸中毒完全纠正，乳酸降至 5.1 mmol/L，白细胞也降至 $4×10^9$/L，但前降钙素仍在攀升。入院第 11 天，患者突发中枢性尿崩，血压降至 60/40 mmHg，各项化验指标再次恶化，血乳酸 8.5 mmol/L，伴白细胞计数再次升高至 $35×10^9$/L，并开始出现肝肾功能损伤。虽然经过多次床旁连续性肾脏替代治疗（CRRT）及反复加强对症支持治疗，但患者症状始终未见明显缓解。入院第 17 天，患者突发呼吸心搏骤停，持续给予心肺复苏 30 分钟后抢救无效，宣布死亡。

二、分析讨论

线粒体脑肌病是一组由于线粒体 DNA 基因和（或）核 DNA 基因突变，导致线粒体结构和（或）功能障碍，主要累及脑部和肌肉系统的多系统受累的少见代谢性疾病。MELAS 是最常见的线粒体脑肌病类型。MELAS 自 1984 年被正式命名以来，涵盖其临床、影像、病理、基因等各方面的研究层出不穷。尽管 MELAS 最常见的原因是线粒体 *DNAMT-TL1* 基因（OMIM 590050）的错义突变（m.3243A＞G），该基因编码线粒体中两种亮氨酸转运 RNA 的其中一种，即 tRNA Leu[UUR]。MELAS 也可由线粒体 DNA 的其他位点突变以及核基因突变引起，如 *POLG* 基因（OMIM 174763）突变。我国从 1996 年开始报道该病[2]，2007 年齐鲁医院赵玉英等[3]报道了 31 例 MELAS 的临床、神经影像及临床病理分析，北京大学第一医院张哲等[4]报道了目前最大样本量（190 例）的 MELAS 患者,并总结了临床特征。随着人们对线粒体细胞病认识水平的提高,渐发现 MELAS 综合征具有遗传基因和临床表型的广泛异质性。MELAS 的常见症状包括肌无力、易疲劳、内分泌紊乱、胃肠道动力障碍、感音神经性耳聋、糖尿病、头痛、癫痫发作、痴呆及卒中样发作。卒中样发作是 MELAS 的主要临床特征,也经常是诊断的主要原因。卒中样发作在临床上可表现为多种神经系统症状,如癫痫发作、头痛、意识状态改变、局灶性无力、视力下降、感觉缺失、构音障碍和共济失调。MELAS 卒中样发作的影像特点是缺血梗死灶并不符合经典血栓形成或栓塞导致的脑卒中的常见血供分布区域。急性卒中样发作的头颅 MRI 病灶多分布在皮质和皮质下白质,深部白质不受累;可表现为 DWI 高信号,以及在 T2WI 和 FLAIR 序列上相应的高信号。受累部位 ADC 可为高信号、低信号或混杂信号,提示细胞毒性水肿(低 ADC)和血管源性水肿(高 ADC)同时存在。在急性到亚急性时期,病灶变化可有明显波动,迁移甚至完全消失。磁共振波谱可检测到梗死灶及其他脑部未受累区域中乳酸的存在。该病累及神经系统时的急性期临床表现与脑卒中较为相似,病灶主要发生于顶枕叶皮层区,同时颅内血管成像一般无明显狭窄,有时甚至轻度扩张,结合国内专家共识,发现 mtDNA 或 nDNA 基因致病变异及肌肉活检发现线粒体肌病的典型病理改变是诊断 MELAS 的"金标准"[5],容易诊断该病。但当临床表现复杂且常规 MRI 缺乏特异性表现时,MELAS 卒中样事件容易被误诊为癫痫、脑炎及脑梗死等其他脑部疾病。MELAS 患者以肌无力、运动不耐受等肌肉症状就诊时,易被误诊为重症肌无力、肌营养不良等;而以其他系统症状就诊于神经科以外的科室时,则更容易被误诊或漏诊。上述误诊不但延误治疗,还可能因使用丙戊酸或苯巴比妥等药物而加重线粒体损伤,导致病情加重或复发。在临床工作中,急性期 MELAS 综合征病变表现与脑梗死及脑炎存在以下 5 个鉴别特征:①病变不沿血管走行区分布;②病变首先累及皮层,白质区受累较轻;③病变容易累及大脑后部,以顶枕叶为主要发病部位;④病变呈现可逆的血管源性水肿,表现为 DWI 增高,而 ADC 值随不同时期交替变化;⑤病变范围变化与脑梗死及脑炎比较更为缓慢。

　　发生于中青年和少年儿童的局限于皮质的脑卒中样病灶强烈提示 MELAS 的可能,结合身材矮小、肌无力、神经性耳聋、头痛等伴随症状,可作出 MELAS 的临床可能诊断,肌肉活体组织检查及 mtDNA 突变分析可为最终确诊提供重要的实验室依据。孙翀等[6]研究发现,MLEAS 好发于青少年,但中老年人也有发病;本病具有高致死率,性成熟前起病病死率更高;心脏骤停、肺部感染是本

MELAS 患者最主要的死亡原因。定期进行心脏检查,及早发现并干预、预防终末期 MELAS 患者感染或许能改善部分 MELAS 患者的预后。

本例患者有以下几个特点:

(1)发病形式不典型:MELAS 综合征临床表现复杂多样,容易误诊。对 MELAS 患者长期研究随访发现,可表现为运动不耐受(易疲劳,93%)、胃肠紊乱(90%)、听力丧失(70%)、生长发育迟滞(40%)、糖尿病(39%)、多毛症(25%)、夜盲(44%)等[7]。常见首发症状主要为运动不耐受、瘫痪、精神行为异常、癫痫等,多被误诊为胃肠道疾病、心脏病、癫痫、重症肌无力等。本例患者肠梗阻表现常常被忽视,很多医师认为肠梗阻仅仅是感染的诱因,但结合对线粒体病的认识,我们认为该患者恰恰是以肠梗阻(非机械性肠梗阻)起病的,病程中还包括了预激综合征,此为典型自主神经受累症状。其他自主神经表现为口干、眼干、体位性低血压、泌尿系功能紊乱、便秘、心律失常。据国内外文献报道,66%的 MELAS 患者和 40%的突变携带者伴有消化道症状,80%的 MELAS 患者和 60%的 m.3243A>G 携带者均有一种或多种自主神经症状。

(2)中枢神经系统影像学表现不典型:小脑受累在 MELAS 的影响学表现中并不十分常见,根据文献报道,MELAS 的 m.3243A>G 突变可以表现为共济失调,影像学可表现为卒中样病灶、深部灰质病变、白质病变和脑萎缩。累及小脑的多表现为双侧小脑灰质核团受累(齿状核),而进展快慢因人而异,具有较大的个体差异性[8]。本例患者为双侧小脑皮层受累。

(3)对治疗反应欠佳:怀疑或确诊为 MELAS 通常可给予规范化治疗。针对发病机制的研究得出了如下结论:在 MELAS 急性期,血管内皮细胞间隙氧化亚氮生成不足,诱发小血管痉挛及微循环障碍,是导致多脏器功能不全的根本原因。因此,针对 MELAS 患者的急性期治疗主要以精氨酸静脉输注为主,包括急性期治疗、续贯治疗和预防性用药几个阶段。急性期治疗最为关键,国外指南推荐尽早给予精氨酸 0.5 g/kg 静脉滴注,3 小时内完成给药,同时给予降低颅内压、补充含糖液体以及"鸡尾酒疗法"等辅助治疗;随后的续贯治疗是指在其后 3~5 天内,每天给予精氨酸 0.5 g/kg 静脉滴注[9],视病情严重程度可延长续贯治疗时间;只要病程中有过一次卒中样发作,就应当持续给予长期预防性治疗,可每天口服精氨酸 0.15~0.3 g/kg,分三次服用。本患者在发病的第 15 天左右开始系统接受上述治疗方案。在此之前,患者已经出现了多系统损害的表现,如肠梗阻、心律失常等,进入重症病房治疗后,虽有一过性改善,但最终仍然因多脏器功能衰竭而抢救无效死亡。

三、病例启示

（1）MELAS 作为典型的线粒体综合征，包括了多系统损害的临床表现，对于一些以自主神经症状、消化系统症状等不典型症状起病的患者，多数神经科医师容易漏诊，而 MELAS 治疗的关键正是尽早开始进行精氨酸静脉输液治疗，治疗时机越早预后越好。因此，掌握 MELAS 的多系统表现，做到早诊断、早治疗，应当得到足够重视。

（2）MELAS 的中枢神经系统影像学表现多样，以双侧急性小脑梗死样病灶为主要表现的病例应当与双侧小脑梗死、Leigh 综合征相鉴别。其中后者虽同属线粒体病，但一般起病隐匿，进展较为缓慢。

（3）MELAS 患者一旦开始精氨酸治疗，应当遵循急性期治疗、续贯治疗和长期预防性治疗三个疗程，具体剂量及方案制订可参考国内外指南推荐、专家共识及患者病情严重程度酌情而定。

参考文献

［1］PAVLAKIS S G，PHILLIPS P C，DIMAURO A，et al. Mitochondrial myopathy，encephalopathy，lactic acidosis，and strokelike episodes：a distinctive clinical syndrome［J］. Annals of Neurology，1984，16(4)：481-488.

［2］郭玉璞，郭重，陈琳，等. MELAS 型线粒体脑肌病的临床病理和基因研究［J］. 中华神经科杂志,1996,29(5):266-270.

［3］赵玉英，焉传祝,刘淑萍,等.线粒体脑肌病伴高乳酸血症和卒中样发作31 例临床、神经影像及肌肉病理分析［J］. 中华神经科杂志,2007,40(11)：723-727.

［4］张哲,赵丹华,刘靖,等. 线粒体脑肌病伴乳酸血症和卒中样发作190 例的临床特征分析［J］.中华神经科杂志,2016，49(3):237-242.

［5］王朝霞,袁云,焉传祝,等.中国线粒体脑肌病伴高乳酸血症和卒中样发作的诊治专家共识［J］.中华神经科杂志,2020,53(3):171-178.

［6］孙翀,林洁,蔡爽,等.线粒体脑肌病伴高乳酸血症和卒中样发作的临床特点和生存分析［J］.中华神经科杂志,2018,51(2):118-123.

［7］KAUFMANN K，ENGELSTAD Y，WEI R，et al. Natural history of MELAS associated with mitochondrial DNA m. 3243A ＞ G genotype［J］. Neurology，2011，77(22)：1965-1971.

［8］HENRIETTE J，TSCHAMPA H U，SUSANNE G，et al. Neuroimaging characteristics in mitochondrial encephalopathies associated with the m. 3243A＞G MTTL1 mutation［J］. Journal of neurology，2013，260(4)：1071-1080.

［9］KOENIG M K，EMRICK L，KARAA A，et al. Recommendations for the management of stroke-like episodes in patients with mitochondrial encephalomyopathy，lactic acidosis，and stroke-like episodes［J］. JAMA neurology，2016，73(5)：591-594.

（作者：李多凌）

伴胼胝体压部可逆性病灶的临床症状轻微的脑炎／脑病

一、病例分享

❶ 初步病史

患者男性，33 岁，农民，因"头痛、发热 8 天"于 2017 年 4 月 4 日收入院。

❷ 病情演变

患者于 2017 年 3 月 28 日饮酒后出现头痛、发热，体温 37.7 ℃，头痛为前额、颞侧搏动性胀痛，呈持续性，程度较轻，不影响日常生活，无恶心及呕吐，无肢体抽搐，无二便失禁，无意识障碍，无头晕及肢体活动障碍，无肢体麻木，遂于当地诊所应用退烧药（具体不详）治疗 2 日，效果差。2017 年 3 月 30 日患者出现口周疱疹，头痛程度逐渐加重，难以忍受，在诊所输注抗生素（具体不详）后效果差，头痛加重，体温37.3 ℃。至当地医院发热门诊就诊，收入感染科并给予甘露醇、地塞米松等药物治疗 3 天，效果差，2017 年 4 月 1 日行颅脑 MRI 检查示"胼胝体压部异常信号"（见图 1A），患者仍头痛、发热，2 天前来我院就诊，给予阿昔洛韦、奥拉西坦、兰索拉唑、甘露醇、地塞米松、薄芝糖肽、头孢曲松等药物治疗 2 天，头痛减轻，体温正常，为系统治疗收入院。

患者否认既往高血压、糖尿病等慢病病史；否认肝炎、结核等传染病史，否认特殊药物、毒物接触史,否认酒精及其他药物滥用史,否认冶游史;否认家族性遗传病史。

入院查体:体温 36.8 ℃,脉搏 102 次/分,呼吸 21 次/分,血压 121/71 mmHg,右侧口角疱疹,全身淋巴结无肿大及压痛,心、肺、腹部查体(一),神经系统查体无明显阳性体征。

❸ 检查评估

实验室检查:血常规示白细胞 10.72×10⁹/L;血沉 27 mm/h(正常值为 0~15 mm/h),前降钙素为 0.443 ng/mL(正常值为低于 0.1 ng/mL);C 反应蛋白11 mg/L(正常值为低于 6 mg/L);抗结核抗体、T-spot、艾滋病病毒及梅毒血清学、风湿系列、抗中性粒细胞胞浆抗体、抗心磷脂抗体、甲状腺功能六项均为阴性。

腰椎穿刺(2017 年 4 月 5 日)结果:压力 250 mmH$_2$O,细胞数 802/mL,小淋巴细胞 96%(混合细胞反应,以淋巴细胞为主),乳酸 4.0 mmol/L,蛋白定量 1.35 g/L(正常值为 0~0.4 g/L),脑脊液 IgG 133 mg/L(正常值为 0~34 mg/L)、IgA 35.5 mg/L(正常值为 0~5 mg/L),脑脊液涂片及病原学检测均为阴性。治疗 1 周后复查腰椎穿刺示脑脊液压力 245 mmH$_2$O,细胞数 24 个/mm³,小淋巴细胞 96%(轻度淋巴细胞反应),乳酸 2.4 mmol/L,蛋白 0.57 g/L,IgG 37.3 mg/L,IgA 8.9 mg/L。

颅脑 MRI 平扫(2017 年 4 月 5 日):胼胝体压部长 T1 长 T2 异常信号(见图 1A),FLAIR 呈高信号,DWI 呈弥散受限(见图 1B)。

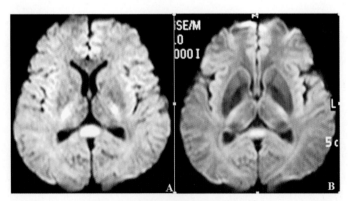

图 1 患者的颅脑 MRI 检查结果

2017 年 4 月 1 日(图 A)示胼胝体压部病变,DWI 呈明显高信号;2017 年 4 月 5 日(图 B)示病灶范围较前略有减小,DWI 信号减弱。

❹ 鉴别诊断

该患者的病例特点为：①中年男性，急性起病；②主要症状为头痛、发热；③神经系统查体无明显阳性体征；④2017 年 4 月 1 日颅脑 MRI 检查示"胼胝体压部异常信号"。

本患者需要与急性播散性脑脊髓炎、胼胝体梗死、可逆性后部白质脑病、多发性硬化、脑桥外髓鞘溶解症等进行鉴别：

（1）急性播散性脑脊髓炎（ADEM）：与伴胼胝体压部可逆性病变的临床症状轻微的脑炎/脑病（mild encephalitis/encephalopathy with a reversible splenial lesion，MERS）类似，均常伴有前驱病史，但 ADEM 病程相对较长，临床脑病症状常较重，MRI 检查多表现为皮质下脑白质非对称分布的多发异常信号，可累及深层脑白质和灰质核团，最常累及的胼胝体部位为体部，其次是膝部，压部偶尔受累，并可有显著强化；而 MERS 病程短，症状轻，MRI 检查多表现为累及胼胝体压部的异常信号，且预后较好。

（2）多发性硬化（multiple sclerosis，MS）：MS 急性期常呈复发缓解的过程，MRI 病变多位于侧脑室周围且垂直于脑室壁，开环强化是其典型特征。

（3）可逆性后部脑病综合征：常伴原发疾病，如高血压脑病、肾脏疾病、子痫等，MRI 检查表现为脑后部（顶枕叶多见）皮质区或皮质下区对称性异常信号，DWI 等或低信号，ADC 高信号，无强化。

（4）胼胝体压部梗死：病灶形态多呈片状、条状、类圆形或类椭圆形等不规则形，并且大部分病灶偏向胼胝体压部一侧，MRI 表现与 RESLES 较为相似，易误诊，梗死通常不对称，胼胝体以外的部位也有梗死病灶，治疗后病变不会消失。

❺ 治疗详情和预后

给予患者阿昔洛韦、地塞米松、薄芝糖肽及头孢曲松等药物治疗 10 天，症状明显好转，体温降至正常，未再出现头痛，于 2017 年 4 月 14 日出院。出院诊断：伴胼胝体压部可逆性病变的临床症状轻微的脑炎/脑病。患者院外病情持续好转，未再复查颅脑 MRI。

二、分析讨论

伴胼胝体压部可逆性病变的临床症状轻微的脑炎/脑病是一组罕见的、新的临床影像学综合征,以 MRI 上显示胼胝体压部有可逆性的 DWI 高信号病灶为特点,灶边界清楚,多数无明显水肿及占位效应,增强无强化[1]。MERS 最早是由日本学者于 2004 年提出的一个概念,有学者认为,MERS 类似于可逆性胼胝体压部病变综合征(reversible splenial lesion syndrome,RESLES),亦有学者把 MERS 认为是 RESLES 的一部分。MERS 临床主要表现为脑炎或脑病症状,可出现谵妄等精神症状,良性病程,一般于 1 周内消失,1 个月痊愈,预后良好。

大多数 MERS 病例报告在亚洲,特别是在日本。在中国,大多数病例位于东部和南部海岸附近,所有年龄段均可发病,男女比例为 1∶1.2,成人平均发病年龄为 31 岁[2]。41％的患者病因不明,文献报道 MERS 与多种病原体感染相关,包括病毒(最常见 A 型和 B 型流感病毒,其次是腮腺病毒、腺病毒、轮状病毒、单纯疱疹病毒和 EB 病毒)、细菌(链球菌、大肠埃希菌)、肺炎支原体,但目前尚无病原体直接导致胼胝体病灶的直接证据。非感染性病因包括川崎病、抗癫痫药物毒性或撤药,也有报道急性高山病、剖宫产术后、偏头痛相关的 MERS[2]。低钠血症可能是 MERS 的病因之一,可能与低钠引起的脑渗透压改变进而导致髓鞘水肿有关,但病灶为何仅仅局限于胼胝体压部的机制尚不清楚。目前有关 MERS 的发病机制尚不清楚,基于病灶的可逆性,推测的可能的机制包括:①髓鞘内水肿;②轴索损伤;③氧化应激;④髓鞘间隙水肿;⑤炎性浸润等[3]。

患者的临床症状相对轻微,前驱症状包括发热(94％)、呕吐(25％)、腹泻(15％)、咳嗽(12％),最常见的神经系统症状包括精神错乱(54％)、意识障碍(35％)、癫痫发作(33％),多在 1 个月内痊愈。实验室检查无特异性,脑脊液检查可正常或轻度异常,包括脑脊液压力、细胞数及蛋白水平升高。MRI 对 MERS 检查具有特征性,病灶可表现为孤立的胼胝体压部病变,还可累及胼胝体膝部、整个胼胝体以及双侧对称性白质[4]。如出现整个胼胝体压部受累的条状病变,称为"回旋镖征"(boomerang sign)。病灶于 T1WI 上呈等或低信号,T2WI/FLAIR 和 DWI 上均为高信号,ADC 值降低,增强扫描无明显强化,MRI 随访提示病灶多在 1～2 周内完全消失。其特征性的影像学表现为 SCC(一般位于中心区域)局限性的椭圆形或条状病变。

由于可累及胼胝体的病因多种多样,因此鉴别诊断需考虑炎症(包括脱髓鞘性炎症,如 MS、急性播散性脑脊髓炎;非脱髓鞘性炎症,如结节病、神经白塞病等)、外伤(弥漫性轴索损伤)、肿瘤(胶质瘤、淋巴瘤、转移瘤等)、感染(进行性多灶性白质脑病、脑炎)、代谢[韦尼克(Wernicke)脑病、渗透性脱髓鞘综合征]、遗传(遗传性脑白质营养不良)、中毒(中毒性白质脑病、放射性白质脑病)以及血管病(胼胝体梗死、缺血缺氧性脑病、可逆性后部脑病综合征、可逆性血管收缩综合征、颅内静脉窦血栓形成等)。治疗推荐激素和镜面注射免疫球蛋白(IVIG)治疗,预后良好,不经特殊治疗也可痊愈,绝大多数患者无神经系统后遗症。

三、病例启示

MERS 是以 MRI 检查发现至少累及胼胝体压部的一种短暂的可逆性水扩散受限的病变,同时临床上伴有可逆性的神经系统紊乱症状,如谵妄、意识障碍及抽搐或癫痫等,病程有自限性,患者预后良好。影像学特征性改变除胼胝体压部外,还可累及胼胝体膝部、全部胼胝体以及双侧对称性白质。病变在早期缺乏特异性,易被漏诊、误诊。由于可累及胼胝体的病变多种多样,如胼胝体梗死、急性播散性脑脊髓炎、可逆性后部脑病综合征、胼胝体变性(Marchiafava-Bignami 病)、外伤后弥漫性轴索损伤、癫痫围发作期的影像学改变、高原脑病、肿瘤(胶质瘤或淋巴瘤)、放射性脑病、代谢性脑病(低血糖、低钠血症、高钠血症)、脑白质营养不良等,因此需结合患者的病史、症状及体征加以鉴别。临床及影像科医生需对该病加强认识,避免让患者进行进一步的侵入性检查及过度治疗。

参考文献

［1］ YUAN J, YANG S, WANG S, et al. Mild encephalitis/encephalopathy with reversible splenial lesion (MERS) in adults-a case report and literature review[J]. BMC Neurology, 2017, 17(1): 103.

［2］PAN J J, ZHAO Y Y, LU C, et al. Mild encephalitis/encephalopathy with a reversible splenial lesion: five cases and a literature review ［J］. Neurological sciences, 2015, 36(11): 2043-2051.

［3］ TAKANASHI J. Two newly proposed infectious encephalitis/encephalopathy syndromes[J]. Brain & development, 2009, 31(7): 521-528.

[4]NOTEBAERT A，WILLEMS J，COUCKE L，et al. Expanding the spectrum of MERS type 2 lesions，a particular form of encephalitis[J]. Pediatric neurology，2013，48(2)：135-138.

（作者：刘颖）

表现为加森综合征的鼻脑型毛霉菌病

一、病例分享

❶ 初步病史

患者为老年女性,既往有 2 型糖尿病、肺结核和高血压病史多年,视网膜静脉阻塞 5 年,因"左面部疼痛及麻木 10 天"入院。

❷ 病情演变

患者 10 天前无明显诱因出现左侧面部疼痛及麻木,伴有饮水呛咳、吞咽困难及味觉丧失。2 天前患者左侧面部麻木较前明显加重,伴有眩晕及走路不稳。

入院查体:心脏、肺脏、腹部均未见异常;神经科查体见左侧眼睑下垂,左侧瞳孔直径 6 mm,右侧瞳孔直径 3 mm,双侧瞳孔对光反发射存在;左侧眼球固定,不能运动,左侧口角低,伸舌左偏,左侧咽反射消失,左侧听力未受影响;四肢肌张力,肌力正常,双侧腱反射等叩,左侧病理征阳性;颈项强直。

入院第 6 天患者抱怨口腔疼痛,发现左侧硬腭部可见一 2 cm×1.5 cm 大小的溃疡。

❸ 检查评估

(1)腰穿:脑脊液略浑浊,压力 120 mmH₂O,细胞学检查见白细胞546/mL(中性粒细胞 38%,淋巴细胞 61%,单核细胞 1%),混合细胞反应为主;糖和氯离子降低;乳酸正常;墨汁染色及色氨酸试验阴性;蛋白正常;寡克隆带阴性;免疫球蛋白(IgG、IgM 及 IgA)升高。

(2)外周血:血沉 37 mm/h;血常规示白细胞 15.75×10^9/L,中性粒细胞 90.7%;肝功及肾功未见异常。

(3)颅脑 CT:未见明显异常。

(4)颅脑 MRI:上颌窦、筛窦及蝶窦结构完整,黏膜增厚;颅脑结构完整,未见异常。

(5)左侧硬腭溃疡活检涂片及培养发现鼻毛霉菌存在,如图 1 所示。

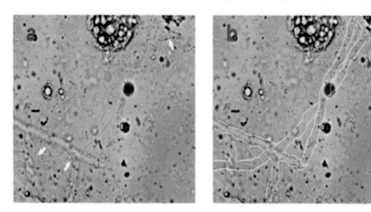

图 1　鼻毛霉菌检查结果(箭头所指处)

❹ 鉴别诊断

应与结核性脑膜炎相鉴别:结核性脑膜炎发展中国家较常见,多发生于老年人及免疫缺陷患者中,临床表现包括低热、体重丢失、乏力、恶心等;神经功能缺陷包括意识模糊、昏迷、局灶性的神经症状、颅神经麻痹、头痛。多累及第 3、第 4 及第 6 对颅神经,伴有颈项强直及尿潴留。诊断依靠腰穿,脑脊液细胞学细胞数通常过百,主要为混合淋巴细胞反应,蛋白升高,糖及氯离子降低。患者死亡率低,但致残率高。

❺ 治疗详情和预后

入院后给予患者经验性抗结核治疗(异烟肼、利福平、吡嗪酰胺)及小剂量地塞米松治疗,患者症状未见缓解。患者出现口腔溃疡后,给予留取组织涂片及培养,黏膜涂片及培养找到鼻毛霉菌后,停用抗结核和激素治疗,给予患者两性霉素 B,同时患者出现面部组织发黑坏死,积极联系耳鼻喉行清创治疗。患者接受两性霉素 B 治疗 3 天后,家属拒绝药物及手术治疗,要求自动出院。出院 7 天后患者死亡。

二、分析讨论

糖尿病患者很容易继发各种感染。毛霉菌广泛存在于自然界中,可寄生于健康人的鼻、咽部而不致病,在免疫功能低下时常侵入脑、肺、消化道而引起严重感染,病死率高。

毛霉菌病系指由毛霉菌引起的真菌感染,是一种机会感染。毛霉菌病根据毛霉菌感染的部位分为 6 种主要形式:鼻脑、肺、皮肤、胃肠道、播散性(败血症型)和不常见的稀有表型(如心内膜炎、骨膜炎、腹膜炎及肾感染)。伴或者不伴有恶性肿瘤,长期和严重的嗜中性粒细胞减少症,伴或者不伴有酮症酸中毒的控制差的糖尿病患者,重大创伤,长期使用糖皮质激素,免疫抑制剂或癌症化疗治疗,早产儿和营养不良患者为毛霉菌病的高危因素。糖尿病是毛霉菌病,尤其是鼻脑毛霉菌病最常见的危险因素。鼻脑型毛霉菌脑炎缺少特异的临床症状和体征,早期很难诊断。虽然有人建议在脑脊液中通过 PCR 技术检查毛霉菌的16sRNA 的基因可以作为早期诊断鼻脑型毛霉菌病的方法,但是目前在感染组织中找到毛霉菌病的存在仍然被认为是诊断毛霉菌病的"金标准"。因此,很难及时诊断鼻脑型毛霉菌病。根据本患者临床症状(低热、颅神经受累)、结核菌素试验阳性以及糖尿病病史和脑脊液结果,从入院开始高度怀疑结合性脑膜炎的存在。但是患者单侧多颅神经受累及不能用结核性脑膜炎解释,而且启动抗结核治疗后患者症状未见缓解,症状进行性加重。

加森(Gason)综合征具有以下特点:①进行性单侧所有颅神经或者几乎所有颅神经受损;②在手足末端缺少运动和感觉体征;③无颅内压增高;④X 线下示颅底骨破坏。加森综合征主要是由于颅底肿瘤、鼻咽部肿瘤或者转移瘤和颅底脑膜炎引起。然而,就我们有限的临床知识,目前很少有关于伴有加森综合征的鼻脑毛霉菌病报道的临床病例,尤其是单侧所有颅神经受累的。因此,早期该患者并未怀疑鼻脑毛霉菌病存在。结合早期的脑脊液细胞学和血沉结果,该患者按照结合性脑膜炎治疗,但是患者药物反应差,临床症状未见缓解。直到在患者口腔硬腭发现溃疡,通过活检发现毛霉菌存在,此时才高度怀疑鼻脑毛霉菌病的可能。毛霉菌有嗜血管特性,容易导致静脉窦血栓形成,但是不能解释单侧多颅神经受损。患者单侧多颅神经受累及考虑可能与毛霉菌菌丝沿着神经或者软脑膜血管生长,直接导致颅神经受损有关。

鼻脑型毛霉菌病病死率高,早期诊断、早期治疗是关键。对此,首先应积极治疗糖尿病,纠正酸中毒,提高患者的抵抗力。其次,两性霉素是唯一被证明具有临床疗效的药物,应及时应用。最后,清创术对毛霉菌病具有一定疗效,对病变局限于外周者疗效显著,但对病变已经累及中枢神经系统的患者疗效较差。

三、病例启示

鼻脑型毛霉菌病是一种少见的、严重的、致死率很高的机会感染性疾病,糖尿病患者,尤其是合并酮症酸中毒等免疫力低下的患者是主要发病人群。该病病死率极高,颅内感染是预后不良的一项指标。目前该病的诊断主要依靠临床表现及病理和涂片找到菌丝,面部特征性感染病灶有助于诊断,分泌物涂片及鼻腔坏死组织病理可以确诊。对于高度怀疑颅内感染且伴有加森综合征的老年糖尿病患者,临床医生需高度警惕鼻脑型毛霉菌病的存在,并尽早予以手术及有力的抗真菌(推荐使用两性霉素 B)治疗。

参考文献

[1] PETRIKKOS G, SKIADA A, LORTHOLARY O, et al. Epidemiology and clinical manifestations of mucormycosis [J]. Clinical infectious diseases, 2012, 54(1): S23-34.

[2] BENGEL D, SUSA M, SCHREIBER H, et al. Early diagnosis of rhinocerebral mucormycosis by cerebrospinal fluid analysis and determination of 16s rRNA gene sequence[J]. European journal of neurology, 2007, 14(9): 1067-1070.

[3] HANSE M C, NIJSSEN P C. Unilateral palsy of all cranial nerves (Garcin syndrome) in a patient with rhinocerebral mucormycosis[J]. Journal of neurology, 2003, 250(4): 506-507.

(作者:杨洪娜)

案例
17

误诊为急性播散性脑脊髓炎的李斯特菌脑干脑炎

一、病例分享

❶ 初步病史

患者因"头痛、发热 8 天,左侧肢体活动不灵 3 天"入院。

❷ 病情演变

患者 8 天前无明显诱因出现头痛,左枕顶部刀割样疼,频繁发作,伴有发热,最高体温达 39 ℃。6 天前出现恶心、呕吐;3 天前出现左侧肢体活动不灵,至当地医院给予抗病毒及降颅压等对症支持治疗,治疗后无明显好转;2 天前患者出现言语不利、吞咽困难及复视,遂来我院急诊科,给予抗病毒、降颅压等对症支持治疗,颅脑及颈髓 MRI 示延髓至 C3 水平脊髓病变,考虑为炎症性脱髓鞘。门诊以"急性播散性脑脊髓炎"收入院。

入院第二天患者突然出现呼吸衰竭,呼之不应,昏迷,需要呼吸机辅助通气,转入重症监护室。

❸ 检查评估

患者入院不同天数的脑脊液检查结果如表 1 所示。

表 1　患者入院不同天数的脑脊液检查结果

入院天数	2 天	5 天	12 天	18 天	29 天	正常范围
压力/mmH$_2$O	320	285	150	110	180	80～180
白细胞/(/μL)	164	796	90	76	56	＜10
红细胞/(/μL)	34	76	26	0	0	—
淋巴细胞/%	8	24	98	98	98	—
中性粒细胞/%	74	56	—	—	—	—
单核细胞/%	8	20	2	2	2	—
蛋白/(g/L)	2.02	2.29	0.92	0.32	0.27	＜0.41
乳酸/(mmol/L)	19	6.1	4.2	3.6	2.9	1.9～2.1
葡萄糖/(mmol/L)	1.78	6.35	6.96	6.47	5.23	2.2～3.8
脑脊液培养	阴性	李斯特菌	阴性	阴性	阴性	阴性

脑脊液细胞学检查可见：第一次和第二次呈混合细胞反应，以中性粒细胞为主；第三次、第四次和第五次以淋巴细胞为主。

颅脑及颈髓 MRI 示延髓至 C3 水平脊髓病变，考虑为炎症性脱髓鞘（见图1）。

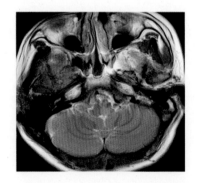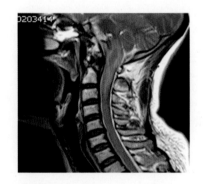

图 1　患者的颅脑（左）及颈髓（右）MRI 结果

❹ 鉴别诊断

(1)急性播散性脑脊髓炎:好发生于青少年,成年也可见,为单相病程,常伴有病毒感染的前驱症状,表现为急性的局灶性神经功能症状。病情进展迅速,3~5天可以达到最高峰。MRI 表现为 T2 脑皮质、脑干、脊髓高密度影,强化多为 C 形强化。脑脊液表现不典型,可表现为细胞数升高、蛋白升高及葡萄糖降低,多为病毒感染所致。为排除诊断,需排除多发性硬化及视神经脊髓炎。

(2)单纯疱疹病毒性脑炎:临床症状表现分为不典型症状和神经系统受累,表现为发热、头痛、癫痫发作及意识改变等。影像学表现主要为影响边缘叶系统(包括双侧或者单侧额叶、颞叶、海马和丘脑内侧皮质),而丘脑、基底节区及脑干不受累及。脑脊液细胞学表现为细胞数升高、葡萄糖降低,脑实质受累合并有红细胞,但不存在乳酸升高。诊断主要靠脑脊液 PCR 核酸检测。

❺ 治疗详情和预后

患者入院后给予阿昔洛韦抗病毒治疗,地塞米松减轻水肿,头孢哌酮/舒巴坦抗感染治疗等对症支持治疗。后患者因昏迷及呼吸衰竭转入 ICU,继续给予抗病毒及激素治疗,抗感染方案升级为美罗培南及利奈唑胺抗感染治疗。患者脑脊液培养示李斯特菌后,停用美罗培南及抗病毒药物。给予患者青霉素 G 联合庆大霉素及利奈唑胺抗感染治疗 6 周,继续给予激素治疗,患者意识恢复,不能脱离呼吸机辅助通气。

二、分析讨论

产单核细胞李斯特菌(Listeria monocytogenesis,LM)是一种强致病性的食源性革兰染色阳性兼性厌氧短小杆菌,广泛存在于自然界中,土壤、水、蔬菜、人及动物粪便中均可存在。该菌对生长环境要求不高,最适生长温度 30~37 ℃,在 4 ℃ 也可进行增殖(冷增殖),耐盐耐碱,不耐酸及热,对一般消毒剂敏感。产单核细胞李斯特菌脑膜炎(Listeria monocytogenes meningitis,LMM)主要通过粪口途径传播,LM 感染多为散发发病,但是由于食用该菌污染的奶制品(奶酪、未消毒的鲜牛奶和软冰激凌)、即食海鲜、熟肉及蔬菜等也可引起 LMM 爆发。与其他常见的食物源性感染不同,LM感染潜伏期可以很长,中位潜伏期11天(潜伏期1～67天),大部分发生在28天内。目前偶有报道LM可以通过动物传播或者垂直传播。

LM感染引起的疾病严重程度不仅与细菌的毒力有关,而且与宿主的免疫密切相关[1]。健康人感染LM通常没有症状或者仅仅引起自限性腹泻或者胃肠炎。然而,对于具有危险因素的宿主,感染LM常常引起侵袭性LMM的临床表现。常见的危险因素包括年龄小于1个月或大于60岁、长期饮酒者、接受糖皮质激素或者免疫治疗者、肿瘤患者、糖尿病患者、胶原-血管病变、离子超载病变、慢性肾功能不全者及肝病患者。李斯特菌脑膜脑炎在老年人中的发病率可高达30%[1-3],但是近年来越来越多的无危险因素的健康成人发生了李斯特颅内感染[4]。侵袭性李斯特菌的临床表现包括血源感染、中枢神经系统感染和母婴传播李斯特菌病。由于LM噬中枢神经系统的特性,李斯特菌脑膜炎是侵袭性李斯特菌最常见的临床形式,李斯特菌脑膜脑炎次之,李斯特菌脑干脑炎最少见[1]。LM为引起社区获得性细菌性脑膜炎第三位的常见细菌[5],但是由于LMM缺乏特异性的症状及体征,常引起诊断及治疗延误,最终导致较高的死亡率及残疾率。

李斯特菌中枢神经系统感染不仅累及脑膜,脑实质也受累,脑实质易累及脑干,脑干脑炎会进一步加重患者的临床病程,最终因脑脓肿死亡,目前已知李斯特菌脑脓肿死亡率是非李斯特菌脑脓肿的3倍。由于LMM缺少特异性的临床症状,其疾病病程分为两个阶段:第一阶段为非特异性前驱症状,表现为发热、无力、头痛、恶心及呕吐;第二阶段为进行性的神经功能缺陷症状和体征(颈项强直、意识改变、非对称性颅神经损害、脑干症状、偏瘫或偏身感觉障碍),而呼吸衰竭主要发生于脑干脑炎[2]。非特异性前驱症状经常被忽视,而第二阶段神经功能缺陷经常是作为患者就诊的唯一诉求。因此,李斯特菌脑膜脑炎的诊断与其他颅内感染类似,不能单独依靠临床症状和体征来判断,仍然需要脑脊液检测。但李斯特菌脑膜脑炎的脑脊液检查结果无特异性,容易与病毒性脑炎、结核性脑膜脑炎混淆,故李斯特菌脑膜脑炎诊断比较困难,脑脊液涂片的阳性率仅有50%左右,脑脊液涂片阴性不能排除李斯特菌感染。目前,此病诊断主要是靠脑脊液细菌培养及血培养。李斯特菌为兼性厌氧菌,脑脊液培养阳性率低,对微生物实验室研究人员要求较高,但脑脊液培养阴性也不能排除李斯特菌脑炎。近年来,随着分子生物学诊断技术的发展,有研究指出,二代测序可以提高不明原因颅内感染的诊断率,尤其是对于李斯特菌颅内感染[6]。但是,由于经济负担重及尚缺乏大规模有力的临床证据,限制了二代测序在临床研究中的使用。李斯特菌脑膜脑炎脑脊液具有细菌性脑膜脑炎的特点,比如白细胞数、蛋白升高及血糖降低;还有其独有的特点,比如脑脊液中存在红细胞轻度升高。虽然单纯疱疹病毒性脑炎脑脊液中也会出现红细胞轻度升高,但是病毒性脑膜脑炎脑脊液中乳酸水平一般正常或者轻度升高(无出血情况下,乳酸为 $2.5\sim3.5$ mmol/L)[7],急性细菌性感染(肺炎链球菌或脑膜炎奈瑟菌)乳酸可迅速升高至 $6\sim20$ mmol/L[8]。脑脊液中乳酸升高可以作为排除病毒性颅内感染的指标。颅脑 MRI 的诊断效果要优于颅脑 CT,因此高度怀疑李斯特菌中枢神经系统感染时,若有条件建议优选颅脑 MRI 检查。

　　虽然 LM 在体外对大部分抗生素敏感,但是治愈率仍然低于 70%,死亡率仍然高于 30%[9]。我们已知李斯特菌为兼性胞内细菌,因此抗生素需进入细胞内才能发挥杀菌作用。对于中枢性李斯特菌感染,抗生素需要经过血脑屏障进入细胞内才能发挥杀菌作用。目前已证实,从患者体内分离出的 LM 对大部分抗生素敏感,但对三代头孢菌素、磷霉素、氨曲南、甲亚胺青霉素以及萘啶酸等古老喹诺酮类抗生素耐药。氨苄西林或青霉素 G 联合氨基糖苷类仍然是李斯特菌脑膜脑炎一线抗生素[1,10],虽然这两种抗生素不是理想的胞内杀菌剂,但由于一部分李斯特菌位于细胞外未进入细胞内,因此这两种抗生素既可以作用于细胞内李斯特菌,又可以作用于细胞外李斯特菌[9]。目前抗生素治疗周期为 6 周。甲氧苄啶-磺胺甲氧异噁唑是对青霉素过敏患者的二线首选药物。由于李斯特菌存在于细胞内,因此大部分抗生素对此菌无效。虽然体外研究证实利奈唑胺、达托霉素、替加环素及氟喹诺酮类药物对李斯特菌敏感[11-12],但是缺乏大规模临床实验来支持这一结果。万古霉素虽然在体外对李斯特菌敏感,但是临床证实几乎没有效果,但有 1 例再发性李斯特菌脑炎患者脑室内注射有效。对于糖皮质激素的使用存在争论。地塞米松作为一种潜在的抗炎剂被用来减轻脑水肿和改善神经功能。欧洲临床微生物学和感染疾病协会(ESCMID)在细菌性脑膜炎(肺炎链球菌、葡萄球菌、脑膜炎奈瑟菌)的治疗中推荐地塞米松短期使用,主要证据来自于实验动物模型[9]。常规治疗地塞米松剂量0.15 ng/kg静脉注射,每 6 小时一次,持续 4 天,但是其在李斯特菌脑炎中的作用有待考证。由于部分李斯特菌脑炎患者伴有免疫缺陷,因此地塞米松可能会引起脑炎的进一步播散。最近一些回顾性研究证实,地塞米松可以引起神经功能缺陷快速进展。李斯特菌脑炎预后与抗生素治疗启动时间有关,越早启动恰当有效的抗生素治疗,预后越好。癫痫发生预示预后差,死亡率高。

三、病例启示

李斯特菌脑干脑炎是一种少见的、具有高死亡率的疾病。李斯特菌脑干脑炎的临床表现与病毒性脑膜脑炎类似,因此不能通过临床症状诊断李斯特菌脑干脑炎。脑脊液细菌培养和血培养必不可少,由于细菌培养阳性率低及耗费时间长,因此脑脊液细菌和血细菌涂片不能省略。对于高度怀疑李斯特菌感染的患者,要尽快留取脑脊液及血需氧和厌氧细菌培养以及脑脊液和血细菌涂片,若有条件建议留取脑脊液二代测序。许多抗菌药物在体外对李斯特菌有作用,但是大多数在细胞内环境中仅具有抑菌作用。由于李斯特菌对头孢类抗菌药物天然耐药,经验性治疗常不顺利,易导致不良预后,故尽早识别诊断是 LMM 治疗的关键。对于脑脊液中持续高乳酸且伴有红细胞轻度升高者,高度提示李斯特菌感染的可能。在伴有危险因素且脑脊液高乳酸水平的患者中,建议经验性启动抗感染治疗时覆盖李斯特菌,但是不建议常规使用糖皮质激素。

参考文献

[1] ARSLAN F, MEYNET E, SUNBUL M, et al. The clinical features, diagnosis, treatment, and prognosis of neuroinvasive listeriosis: a multinational study[J]. European journal of clinical microbiology & infectious diseases, 2015, 34(6): 1213-1221.

[2] SCHLECH W F. Epidemiology and clinical manifestations of listeria monocytogenes infection[J]. Microbiology spectrum, 2019, 7(3): 3-14.

[3] PAGLIANO P, ASCIONE T, BOCCIA G, et al. Listeria monocytogenes meningitis in the elderly: epidemiological, clinical and therapeutic findings[J]. Le infezioni in medicina, 2016, 24(2): 105-111.

[4] LI N, HUANG H Q, ZHANG G S, et al. Encephalitis caused by Listeria monocytogenes in a healthy adult male in China: a case reportp[J]. Medicine(Baltimore), 2019, 98(25): e16145.

[5] NUDELMAN Y, TUNKEL A R. Bacterial meningitis: epidemiology, pathogenesis and management update[J]. Drugs, 2009, 69(18): 2577-2596.

[6] YAO M, ZHOU J, ZHU Y, et al. Detection of Listeria monocytogenes in CSF from three patients with meningoencephalitis by next-generation

sequencing[J]. Journal of clinical neurology，2016，12(4)：446-451.

　　[7] CUNHA B A，FATEHPURIA R，EISENSTEIN L E. Listeria monocytogenes encephalitis mimicking herpes simplex virus encephalitis：the differential diagnostic importance of cerebrospinal fluid lactic acid levels[J]. Heart lung，2007，36(3)：226-231.

　　[8]BOSWORTH A，BHATT K，NANCE A，et al. Elevated lactate levels in the cerebrospinal fluid associated with bacterial meningitis[J]. Journal of infection，2019，79(4)：389-399.

　　[9] PAGLIANO P，ARSLAN F，ASCIONE T. Epidemiology and treatment of the commonest form of listeriosis：meningitis and bacteraemia[J]. Le infezioni in medicina，2017，25(3)：210-216.

　　[10]THONNINGS S，KNUDSEN J D，SCHONHEYDER H C，et al. Antibiotic treatment and mortality in patients with Listeria monocytogenes meningitis or bacteraemia[J]. Clinical microbiology and infection，2016，22 (8)：725-730.

　　[11]YILMAZ P O，MUTLU N M，SERTCELIK A，et al. Linezolid and dexamethasone experience in a serious case of listeria rhombencephalitis[J]. Journal of infection and public health，2016，9(5)：670-674.

　　[12]PUPO I，LEPE J A，SMANI Y，et al. Comparison of the in vitro activity of ampicillin and moxifloxacin against Listeria monocytogenes at achievable concentrations in the central nervous system [J]. International journal of medical microbiology，2017，66(6)：713-720.

（作者：杨洪娜）

猪疱疹病毒Ⅰ型脑炎

一、病例分享

❶ 初步病史

患者男,43 岁,兽医,因"发热 11 天,头痛 9 天,加重伴肢体抽搐 8 天"于 2018 年 9 月 5 日收入我院重症监护室。

❷ 病情演变

患者于 2018 年 8 月 24 日无明显诱因出现发热,伴有畏寒、寒战,全身关节疼痛,体温最高 39.8 ℃,在家自服感冒药物(具体不详),症状未减轻,仍有持续发热。2018 年 8 月 26 日出现头痛,反应迟钝,伴有呕吐,呈喷射性呕吐,呕吐物为胃内容物,共呕吐 2 次,于当地诊所诊疗,考虑病毒性脑炎,给予输液治疗(具体用药不详),患者头痛稍缓解,未再呕吐。2018 年 8 月 28 日晨起患者出现四肢肢体抽搐,言语不清,口角流涎,意识丧失,急拨打 120 入当地某三甲医院。因抽搐进行性加重,遂转入重症医学科,给予气管插管、呼吸机辅助呼吸,应用美罗培南、利奈唑胺、利巴韦林抗感染治疗,咪达唑仑、丙泊酚、冬眠合剂镇静控制抽搐,同时补液维持水电解质平衡处理,患者病情未见明显减轻。考虑临床表现不排除破伤风,予以青霉素 320 万单位,每 4 小时一次,破伤风球蛋白 3000 IU 静脉推注治疗。外院专家会诊后考虑病毒性脑炎(乙脑),加用丙种球蛋白 25 g/天×5 天,甲强龙 40 mg 每 8 小时一次,治疗 4 天减至 40 mg 每 12 小时一次,治疗 3 天,同时抗感染方案调整为头孢曲松、利奈唑胺、利巴韦林、甘油果糖脱水。患者病情未见明显好转,抽搐控制不佳,加用丙戊酸钠治疗。后抽搐得到控制,昏迷,自主呼吸减弱,为进一步明确诊断转入我院继续治疗。

既往史:患者 5 年前曾有狗咬伤病史;2018 年 8 月 20 日曾于平度、高密徒手解剖病猪,且被利器所伤,病猪为链球菌及弓形虫感染致死;2018 年 8 月 21~23 日和 8 月 25 日曾于寿光灾区猪场慰问。

❸ 检查评估

患者为中年男性,昏迷状态,格拉斯哥昏迷指数评分(GCS)评分 3 分,心肺腹部查体未见明显异常。四肢肌力 0 级,肌张力正常。双下肢无水肿,双侧病理征未引出,Kernig 征阳性。

腰穿:脑脊液清亮;脑脊液压力 90 mmH$_2$O,细胞学示白细胞 218/mL,单核细胞反应为主。

脑脊液二代测序提示:病毒序列数 6198,病毒序列拟合度 80.58%,如图 1 所示。

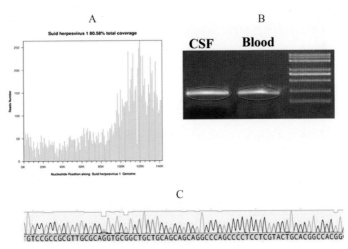

图 1　患者的脑脊液二代测序结

A:猪疱疹病毒核酸序列定位,丰度 80.58%;B:脑脊液和血清中 PCR 扩增猪疱疹病毒条带;C:猪疱疹病毒 Sanger 序列。

血液猪疱疹病毒 gB 抗体阳性而 gE 抗体阴性;脑脊液中猪疱疹病毒 gB 和 gE 抗体阴性;颅脑 CT 示双侧基底节、右侧丘脑和双侧边缘皮质低密度影,如图 2 所示。

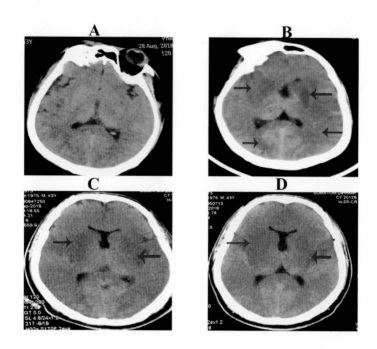

图 2　患者发病第 4 天(A)、第 8 天(B)、第 11 天(C)和第 18 天(D)的颅脑 CT 表现

A:颅脑未见明显异常;B:双侧基底节区、双侧顶叶及左侧边缘叶低密度影;C:双侧基底节区、双侧顶叶、双侧边缘叶及左侧丘脑低密度影;D:双侧基底节区、双侧顶叶、双侧边缘叶及左侧丘脑低密影。

❹ 鉴别诊断

(1)单纯疱疹病毒性脑炎:临床症状表现分为不典型前驱症状和神经系统受累,表现为发热、头痛、癫痫发作及意识改变等。影像学主要表现为边缘叶系统(包括双侧或者单侧额叶、颞叶、海马和丘脑内侧皮质)改变,而丘脑、基底节区及脑干不受累及。脑脊液细胞学表现为细胞数升高、葡萄糖降低,如果脑实质受累及可合并有红细胞,但不存在乳酸升高。诊断主要靠脑脊液 PCR 核酸检测。

(2)流行性乙型脑炎:该疾病常见于夏秋季节,患者有蚊虫叮咬史,临床症状与其他病毒性脑炎区别不大,分为不典型前驱症状和神经系统受累,表现为发热、头痛、癫痫发作及意识改变等。患者一般很快出现昏迷,影像学改变主要为对称性累及丘脑和黑质。诊断可以通过外周血中的乙脑抗体来辅助诊断。

❺ 治疗详情和预后

　　给予患者足量及足疗程的阿昔洛韦、抗癫痫药物、肠内营养、化痰等对症支持治疗。患者仍昏迷（GCS 评分 7 分），脱离呼吸机，保留有气管切开及鼻胃管喂养。

二、分析讨论

　　伪狂犬病毒（pseudorabies virus，PRV）又被称为"猪疱疹病毒 I 型病毒"或"奥叶兹基氏病病毒"，属于疱疹病毒科中的 α 疱疹病毒亚科，暂定水痘病毒属，可以引起新生猪致死性脑炎、成年猪的呼吸系统疾病以及成年母猪不孕。过去认为，伪狂犬病毒主要通过直接接触或者空气、水、污染的排泄物在猪、狗、猫、狐狸、老鼠和其他野生动物之间进行传播，而普遍认为不会感染人[1]。然而近期，上海华山医院张文宏教授团队发现并确诊伪狂犬病毒可以感染人引起眼内炎[2]。尽管 20 世纪国外有报道怀疑伪狂犬病毒引起脑炎的病例，但仅有血清学结果支持，无病毒核酸验证[3]。最近协和医院关鸿志教授通过二代测序的方法报道了伪狂犬病毒引起的脑炎，但无血清学结果支持[4]，因此以上并不能确诊为伪狂犬病毒引起的脑炎。而我们报道的猪疱疹病毒脑炎既有核酸结果，又有血清学结果支持。

　　猪疱疹病毒 I 型脑炎的临床症状与其他病毒性脑炎无区别，包括发热、头痛、癫痫发作和意识改变，病程进展迅速，因此我们不能通过单纯的临床症状和临床病程与其他病毒性脑炎相鉴别。猪疱疹病毒 I 型脑炎患者脑脊液改变表现为脑脊液压力升高，白细胞总数升高，以淋巴细胞反应为主。这些脑脊液特点也不能与其他病毒感染相鉴别。因此，在疾病发病初期，结合发病季节，当地医院误诊为流行性乙型脑炎或单纯疱疹病毒性脑炎。然而，患者的神经影像学结果并不支持以上两种诊断。单纯疱疹病毒性脑炎主要是影响边缘叶系统（包括双侧或者单侧额叶、颞叶、海马和丘脑内侧皮质），而丘脑、基底节区及脑干不受累及[5]。流行性乙型脑炎主要对称性累及丘脑和黑质[6]。患者的平扫 CT 显示双侧基底节、右侧丘脑和双侧边缘皮质受累，因此我们不能通过单纯的临床症状、脑脊液特点及影像学特点确定诊断。

　　颅内感染确诊病原学的方法：从脑脊液或脑组织中分离出致病病毒，或者通过在脑脊液中证明致病病毒核酸或抗体存在[6]。由于病毒血症时间短,有时不能及时从外周血中分离出病毒。由于血-脑屏障的作用,进入脑脊液中的病毒数量相对较少,因此很难从脑脊液中分离出病毒。脑组织活检由于有创,不能在临床广泛推广。常规的脑脊液病原学检测需要在已知可能的病原体的情况下进行核酸检测,而二代测序则可在不需要已知可能病原体的情况下识别可能的致病病原体。二代测序已被广泛接受作为医学微生物学的快速而精确的诊断方法,特别是对于罕见和新发现的中枢神经系统感染[7]。此患者通过二代测序发现脑脊液中存在大量猪疱疹病毒,不仅 PRV 的序列数高,而且核酸覆盖率很高。脑脊液中常规 PCR 与二代测序结果一致,进一步验证了二代测序技术的可信度。

为进一步确诊猪疱疹病毒Ⅰ型感染,我们检测了血液和脑脊液中是否存在猪疱疹病毒Ⅰ型抗体。gB 抗体用以检查猪疱疹病毒或疫苗抗体活性,gE 抗体用于区分野毒株感染和疫苗免疫[8]。该患者血清学结果显示,gB 和 gE 抗体阳性,而脑脊液中未检测到 gB 和 gE 抗体。因此,上述结果进一步表明患者患有由猪疱疹病毒Ⅰ型引起的病毒性脑炎。

三、病例启示

这例猪疱疹病毒Ⅰ型引起的脑炎表明,猪疱疹病毒Ⅰ型可以通过血液传播引起人类中枢神经系统感染。临床医生应特别注意,对于病因不明的脑炎患者,尤其是从事生猪或其他家畜畜牧行业的人员,要考虑猪疱疹病毒Ⅰ型脑炎的可能。另外,破损的皮肤或黏膜可能使猪疱疹病毒Ⅰ型更容易从受感染的动物传播到人体。因此,从事畜牧业和兽医学专业的人员在接触患病动物时应提高自我保护意识。更重要的是,猪疱疹病毒Ⅰ型引起的脑炎的预后很差,到目前为止没有有效的药物可阻止疾病的进展。

参考文献

[1] LIANG C, TONG W, ZHENG H, et al. A high-temperature passaging attenuated pseudorabies vaccine protects piglets completely against emerging PRV variant [J]. Research in Veterinary Science, 2017, 112: 109-115.

[2] AI J W, WENG S S, CHENG Q, et al. Human endophthalmitis caused by pseudorabies virus infection, china, 2017 [J]. Emerging infectious

diseases，2018，24(6)：1087-1090.

[3]MRAVAK S，BIENZLE U，FELDMEIER H，et al. Pseudorabies in man[J]. Lancet，1987，1(8531)：501-502.

[4]ZHAO W L，WU Y H，LI H F，et al. Clinical experience and next-generation sequencing analysis of encephalitis caused by pseudorabies virus[J]. Zhonghua yi xue za zhi，2018，98(15)：1152-1157.

[5]KALITA J，MISRA U K，MANI V E，et al. Can we differentiate between herpes simple encephalitis and Japanese encephalitis[J]? Journal of the neurological sciences，2016，366：110-115.

[6]MISRA U K，TAN C T，KALITA J. Viral encephalitis and epilepsy [J]. Epilepsia，2008，49：13-18.

[7]GUAN H，SHEN A，LV X，et al. Detection of virus in CSF from the cases with meningoencephalitis by next-generation sequencing[J]. Journal for neurovirology，2016，22(2)：240-245.

[8]WU C Y，WU C W，LIAO C M，et al. Enhancing expression of the pseudorabies virus glycoprotein E in yeast and its application in an indirect sandwich ELISA[J]. Journal of applied microbiology，2017，123(3)：594-601.

（作者：杨洪娜）

案例
19

进行性多灶性白质脑病

一、病例分享

❶ 初步病史

患者男,31岁,农民,因"面部感觉异常5个月,头晕、步态不稳3个月余"收入院。患者平素体健,曾有半年被人关闭搞"传销"与家人失联史。

❷ 病情演变

患者5个多月前无诱因感觉双侧面部发紧感,无麻木,咀嚼有力,不伴其他不适,未予诊治,此后症状一直存在。3个月前,患者在一次洗澡时感觉头晕不稳,无视物旋转,但站立不稳而跌倒在洗澡池中,在当地医院按"脑供血不足"治疗(具体药物不详),无明显疗效。此后,头晕持续存在,面部渐感觉麻木,上述症状进行性加重,走路渐渐发展到走路不稳,摇晃明显,需人搀扶。无耳鸣及听力下降;无复视;无吞咽呛咳;无发热及抽搐;四肢力量可,睡眠、大小便正常。遂就诊于当地县医院,颅脑MRI提示脑干病变,性质不明。住院期间发现艾滋病病毒检测阳性,遂转院到济南市传染病院。神经系统查体见神志清,言语呐吃,爆破样语言;V1/V2/V3区痛觉减退;眼球向两侧水平注视见水平/旋转眼震,余颅神经查体(一);四肢肌张力低,肌力5级,双侧指鼻试验及跟膝胫试验欠稳准,隆伯格(Romberg)征睁闭眼均不稳;除双侧三叉神经区域V1/V2/V3区痛觉减退外,躯干及四肢未见感觉异常;双侧腱反射对称等叩(+++),双侧巴宾斯基

(Babinski)征(＋);颈软,Kernig 征(一)。患者的血检提示:血红蛋白 102 g/L,血沉 23 mm/h;大生化系、风湿系列、肿瘤系列、甲状腺功能等均未见异常,腰穿结果如表 1 所示。

表 1　患者的腰穿结果

腰穿及脑脊液检验	结果	正常值
颅内压/mmH$_2$O	130	＜180
WBC/(/mL)	4(第一次)	＜10
	12(第二次)	
生化(葡萄糖、氯离子正常)	蛋白 0.52 g/L(第一次)	＜0.4 g/L
	蛋白 0.74 g/L(第二次)	
培养/涂片	阴性	阴性

患者的影像学检查结果如图 1 至 4 所示。

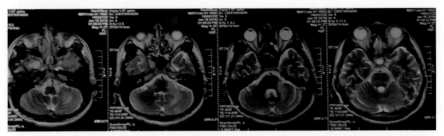

图 1　颅脑 MRI T2WI 序列示双侧延髓、左桥臂和小脑半球、双侧脑桥见毛玻璃样长 T2 异常信号

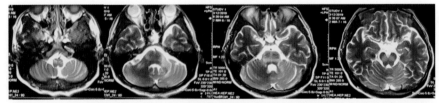

图 2　50 天后,颅脑 MRI T2WI 序列示上述病灶明显扩大,双侧延髓、双桥臂和小脑半球、双侧脑桥和中脑均见毛玻璃样长 T2 异常信号

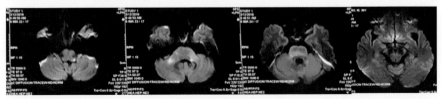

图 3　颅脑 MRI DWI 序列示双侧延髓、双桥臂和双侧脑桥、中脑异常信号,未见明显弥散受限

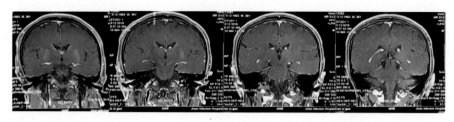

图4　颅脑 MRI 冠状位 T1-Gd 强化显示:双侧延髓、双桥臂和双侧脑桥、中脑病变未见明显强化

❸ 检查评估

患者经济南市疾控中心核实,确定艾滋病诊断。在济南市传染病院住院接受 HARRT 治疗方案:拉米夫定＋依非韦伦＋替洛福韦。随着抗病毒治疗的进行,患者的头晕、步态不稳仍在加重,无头痛、发热。济南市传染病院予复查颅脑 MRI 平扫和强化,与 50 天前的当地县医院脑 MRI 相比,病灶范围较前明显扩大,尽管病灶仍位于脑干,但累及双侧延髓、脑桥和中脑,幕上未见异常,占位效应不明显,未见强化。为明确诊断,经我院神经内科医生会诊后,嘱进行脑脊液乳头多瘤空泡病毒(JCV)核酸检测,提示 JCV 核酸量 1.83×10^4 拷贝/mL,明确进行性多灶性白质脑病(progressive multifocal leukoencephalopathy,PML)诊断。

❹ 鉴别诊断

(1)巨细胞病毒(CMV)脑炎:40%～100%的健康个体 CMV 抗体阳性。CMV 脑炎是 CMV 感染的罕见表现,常见于免疫抑制人群,如易发生在艾滋病病毒感染患者,仅占病毒性脑炎的 1.5%[1]。患者可以无症状,也可以表现为意识模糊、认知功能下降、颅神经麻痹等。病灶多位于脑白质区,与 PML 的影像鉴别困难。急性 CMV 脑炎影像学检查可有脑肿胀、异常病灶处脑膜强化等表现,而 PML 病灶多无占位效应,且病灶多不强化(单抗治疗中并发的 PML 病灶可强化)。行脑脊液病毒 PCR 检测,可与 PML 鉴别。

(2)其他病毒性脑炎:可有前驱感染史为诊断提供证据,如腮腺炎病毒、单纯疱疹病毒、带状疱疹病毒,在腮腺/睾丸、皮肤或口唇黏膜等处有病损;依靠病毒核酸检测予以确诊和排除其他病毒感染的诊断。

（3）急性播散性脑脊髓炎等炎性脱髓鞘病：急性期可以在幕上、幕下、脊髓等出现长 T1 长 T2 和 FLAIR 高信号，在灰质核团（如丘脑）也可有病灶，呈急性病程特点；JCV 病毒核酸检测可以帮助鉴别诊断。患者应用糖皮质激素治疗有效，而 PML 目前尚无有效治疗方法。

（4）脑肿瘤：多有占位效应，病程进展相对 PML 慢，病灶可以强化，最终可以依靠病理活检确诊。

❺ 治疗详情和预后

该患者发生神经系统症状后的前 3 个月一直在感染科模糊诊断为"艾滋病病毒相关神经系统并发症"，在神经内科医生的协助下确诊 PML。此后，继续HARRT（拉米夫定＋依非韦伦＋替洛福韦）治疗，4 个月后死亡。死亡前患者有痫性发作，仅能以眼球活动示意家人。神经内科医生告知其不良预后，患者从传染病院出院，继续接受 HARRT 治疗，出院 4 个月后死亡。

二、分析讨论

PML 是 JCV 感染中枢神经系统引起的脱髓鞘性疾病。JCV 在少突胶质细胞和星形胶质细胞内复制，导致细胞溶解坏死，皮质下白质髓鞘脱失。目前PML 缺乏有效治疗措施，死亡率高。PML 的易感人群是免疫低下或正在接受免疫调节治疗者。一项横断面研究显示，合并 PML 的原发病中，82％为艾滋病病毒感染，8.4％为血液系统恶性肿瘤，2.83％为实体癌，0.44％为风湿性疾病。那他珠单抗、依法珠单抗和利妥昔单抗治疗均证实有出现 PML 的风险[2]。PML诊断的"金标准"是组织学"三联征"：多灶脱髓鞘，具有分叶、深染、多核的怪异星形胶质细胞和增大、深染的少突胶质细胞核[3]。由于脑活检的创伤性，目前 PML的临床诊断更多沿用 2013 年美国神经病学学会（AAN）关于 PML 的诊断标准[3]：①免疫力低下或正在接受免疫调节治疗的进行性神经功能障碍患者；②颅脑 MRI：大脑灰-白质交界区或脑干白质区 T2/FLAIR 序列高信号病灶，伴或不伴强化，有或无轻度占位效应；③脑脊液 PCR JCV 核酸检测（＋）。满足①＋②＋③，即可确诊 PML。对于临床高度怀疑 PML，但 MRI 显示病灶占位效应明显或有环形强化者，要注意完善检查，与其他病毒性脑炎、中枢神经系统血管炎、恶性肿瘤等鉴别。对高度疑似病例，若脑脊液 PCR JCV 检测（－），可以重复行脑脊液 PCR 检测,必要时脑活检行组织学检查,或利用活检组织通过免疫组化或原位杂交技术寻找 JCV 感染的直接证据。如本病例,病灶孤立位于脑干者少见,PML 病灶常见于大脑半球,仅见于脑干者占全部 PML 的约 1/10。对于亚急性起病、进行性加重的艾滋病病毒合并的脑干病灶,把 PML 作为鉴别诊断之一是合理的[4]。

目前没有针对 JCV 的特异性药物。抑制病毒 DNA 复制的有西多氟韦、抗疟药甲氟喹、阿糖胞苷、米氮平等,可联合或单独应用行抗反转录病毒(combination antiretroviral,cART)治疗,体外或在体研究有效的报道存在,但未有一种药物获得一致有效的治疗推荐[5]。艾滋病病毒合并 PML 的患者在无 cART 治疗前,仅 10% 生存达 1 年;有 cART 治疗后,生存时间超过 1 年的超过 50%[5]。快速恢复对 JCV 细胞免疫反应者预后更好,这也是未来 PML 治疗药物设计的靶点[5]。

三、病例启示

(1)PML 病变可以单纯位于脑干或小脑。

(2)免疫力低下或健康个体都可能发生 PML,随着单克隆抗体治疗的增加,PML 患病率明显增高。

(3)血或尿 JCV 核酸检测阳性不能诊断 PML;取样脑脊液,JCV PCR(+)才可以确定诊断。

参考文献

[1]PARISI S G,BASSO M,VECCHIO C D,et al. Viral infections of the central nervous system in elderly patients:a retrospective study[J]. International journal of infectious diseases,2016,44(3):8-10.

[2]WHITE M K,SARIYER I K,GORDON J,et al. Diagnostic assays for polyomavirus JC and progressive multifocal leukoencephalopathy[J]. Reviews in medical virology,2016,26(2):102-114.

[3]BERGER J R,AKSAMIT A J,CLIFFORD D B,et al. PML diagnostic criteria:consensus statement from the AAN neuroinfectious disease section[J]. Neurology,2013,80(15):1430-1438.

[4]GOTTUMUKKALA R V,ROMERO J M,RIASCOS R F,et al. Imaging of the brain in patients with human immunodeficiency virus infection

[J]. Topics in magnetic resonance imaging，2014，23(5)：275-291.

［5］ TAN　C　S，KORALNIK　I　J. Progressive multifocal leukoencephalopathy and other disorders caused by JC virus：clinical features and pathogenesis[J]. Lancet Neurology，2010，9(4)：425-437.

（作者：李怡）

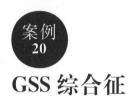

GSS 综合征

一、病例分享

❶ 初步病史

患者女性,54 岁,农民,因"走路踩棉花感半年,双手震颤、性格急躁 2 个月"于 2018 年 9 月 20 日收入院。

❷ 病情演变

患者于 2018 年 3 月无明显诱因自觉走路轻飘飘,有踩棉花感,程度不重,无跌倒,不影响日常生活,未在意。2018 年 8 月出现双手静止性震颤,以右手为著,持物无掉落,系纽扣等精细动作可正常完成,无行动迟缓;出现性格改变,易急躁,自觉易忘事,于 2018 年 9 月至当地某三甲医院住院治疗。2018 年 9 月 5 日行颅脑 MRI 检查示"双侧基底节区、双侧额叶、岛叶、左侧顶叶皮层见条片状长 T1 长 T2 信号,T2-FLAIR 及 DWI 呈高信号";2018 年 9 月 6 日腰椎穿刺检查示"脑脊液常规、蛋白、免疫球蛋白、寡克隆带均正常",实验室检查示"血乳酸、血清氨、血铜蓝蛋白均正常"。因未能明确诊断,患者来我院门诊就诊,行认知功能检测示 MMSE 评分 18 分,MOCA 评分 8 分(患者为初中文化程度),脑电图检查示"弥漫性快波活动,各导散在稍多慢波活动"。为进一步明确诊断,于 2018 年 9 月 20 日收入我院。

入院查体:体温 36.3℃,脉搏 81 次/分,呼吸 18 次/分,血压 165/114 mmHg,

心、肺、腹部查体(一),神经系统查体见意识清,精神可,言语流利,粗测记忆力减退,计算力、定向力无明显异常;颅神经(一),双手静止性震颤,四肢肌力 5 级,肌张力正常,双侧快复动作欠灵活,双侧腱反射等叩(＋＋),双侧 Babinski(一),双侧 Chaddock 征(一),深浅感觉无异常,脑膜刺激征(一)。

实验室检查:常规指标包括三大常规、凝血、心肌酶、肝肾功、电解质无异常;代谢指标包括叶酸、维生素 B_{12} 水平、血同型半胱氨酸、维生素水平、乳酸、血尿有机酸、血氨、血清铜及铜蓝蛋白等指标均无特异性异常;肿瘤指标如肿瘤系列无异常;免疫指标包括风湿系列、抗心磷脂抗体、抗中性粒细胞胞浆抗体无异常;甲状腺功能示 TSH 5.578 IU/mL(正常值为 0.35～4.94 IU/mL),A-TG 14.52 IU/mL(正常值为小于 4.11 IU/mL),A-TPO 76.79 IU/mL(正常值为小于 5.61 IU/mL),余无异常;感染指标包括 TORCH 系列、艾滋病病毒及梅毒血清学指标均正常;中毒指标包括血微量元素正常。2018 年 9 月 21 日腰椎穿刺结果显示压力 125 mmH$_2$O,细胞数 1 个/mm³,蛋白 0.25 g/L,葡萄糖定量3.86 mmol/L,脑脊液免疫球蛋白、脑脊液＋血寡克隆带、脑脊液＋血自身免疫性脑炎相关抗体均为阴性。胸腹盆 CT(2018 年 9 月 22 日)示双肺纤维灶,右下肺局限性支气管扩张,肝囊肿,双肾小结石或钙化灶。甲状腺超声(2018 年 9 月 26 日)示甲状腺回声不均(桥本甲状腺炎)。颅脑 MRI 会诊结果(2018 年 9 月 23 日):双侧基底节区、双侧额叶、岛叶、左侧顶叶皮层见条片状长 T1 长 T2 信号,T2-FLAIR 及 DWI 呈高信号;增强未见强化;MRS 示 NAA、CHO、Cr 各峰形态未见异常;SWI 脑内未见异常信号灶,未见异常静脉影;MRA 未见明显异常。结论:脑内多发异常信号,首先考虑克-雅病的可能。给予多奈哌齐等药物对症治疗,患者于 2018 年 9 月 28 日出院,出院诊断为:①认知障碍原因克-雅病;②桥本甲状腺炎(亚临床甲减)。院外继续口服多奈哌齐等药物对症治疗。

患者出院后病情相对稳定,无明显活动障碍,忘事无明显加重,日常生活可自理,但仍有双下肢沉重感,无明显走路不稳。2018 年 11 月 4 日患者在行走时摔倒两次,且仍有情绪不稳、易急躁,伴有双手震颤,遂于当日再次来我院就诊,收入院。

患者既往否认高血压、糖尿病等慢性病史;否认肝炎、结核等传染病史,否认特殊药物、毒物接触史,否认酒精及其他药物滥用史,否认冶游史;患者母亲 52 岁去世,去世前有记忆力减退;患者四姐 50 余岁去世,曾因"小脑萎缩"就医;患者表弟和表妹均出现瘫痪;均未明确诊断。

入院查体:体温 36.0 ℃,脉搏 90 次/分,呼吸 18 次/分,血压 132/83 mmHg,

心、肺、腹部查体（一），神经系统查体见粗测记忆力减退，双手静止性震颤，余神经系统查体无明显阳性体征。

❸ 检查评估

实验室检查：复查甲状腺功能示 A-TG 15.84 IU/mL（正常值为小于 4.11 IU/mL），A-TPO 102.59 IU/mL（正常值为小于 5.61 IU/mL），余无异常；内分泌六项及皮质醇无明显异常。

2018 年 11 月 5 日行 MMSE 评分 13 分（定向力 3 分＋即刻回忆 3 分＋计算力及注意力 1 分＋延迟回忆 1 分＋命名 2 分＋复述 0 分＋阅读 1 分＋理解 2 分＋书写 0 分＋视空间 0 分＝13 分）。

2018 年 11 月 7 日颅脑 MRI 示双侧大脑半球皮层及皮层下见脑回样 T2 FLAIR 及 DWI 高信号，顶部大脑镰旁局部脑回略肿胀，增强扫描强化不明显。双侧尾状核、豆状核及丘脑见类似信号。结论：双侧大脑半球多发异常信号，考虑脑炎，克-雅病不完全除外（见图1）。

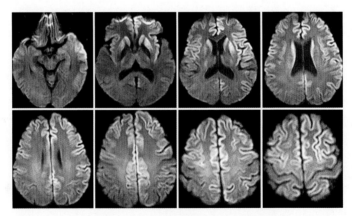

图 1 2018 年 11 月 7 日患者颅脑 MRI 结果

双侧大脑半球皮层及皮层下见脑回样 T2-FLAIR 及 DWI 高信号，顶部大脑镰旁局部脑回略肿胀，增强扫描强化不明显；双侧尾状核、豆状核及丘脑见类似信号。

2018 年 11 月 9 日脑电图检查示弥漫性慢波活动增多，兼有少量尖波。

2018 年 11 月 9 日基因检查结果：送检脑白质病 panel，结果显示 PRNP 基因有 1 个突变：c.305＞T，p.P102L（编码区第 305 号核苷酸由胞嘧啶变异为胸腺嘧啶，导致第 102 号氨基酸由脯氨酸变异为亮氨酸），为杂合错义突变。已有该位点致病性的相关文献报道,疾病为 GSS 综合征(Gerstmann-Straüssler-Scheinker syndrome,见图 2)。

检测信息								
检测项目:脑白质病panel			项目编号:BD01007			检测方法:目标区域捕获高通量测序		
突变信息								
基因/转录本	基因亚区	突变信息	突变方式	ACMG 分类	遗传方式	疾病/表型	RS 号	文献
PRNP NM_ 000311.4	Exon2	c.305C>T p.P102L	Het	Pathogenic	AD	Gerstmann–Straussler 病	rs7431 5401	1,2

注:由于测序采用正向测序或反向测序,结果显示的碱基有可能为被检测碱基的反向互补序列,如:c.163G>A,峰图可显示为G>A或其反向互补序列C>T。

分析样本	分析结果	PRNP	chr20: 4680171	c .305C >T	p .P102L

310　　　　　　　　320　　　　　　　　330
T G G A A C A A G C C · G A G T A A G C C A

杂合突变

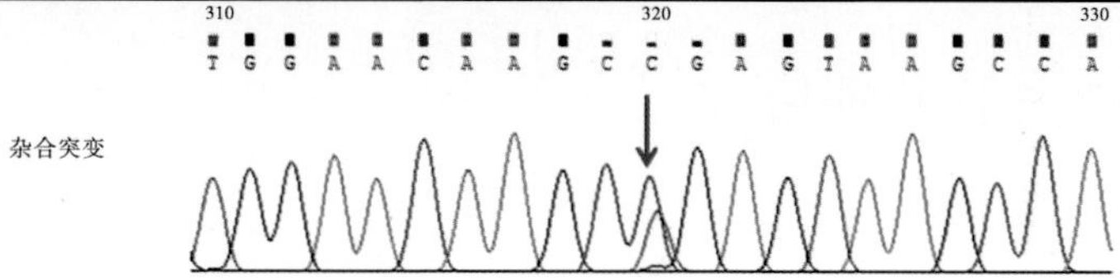

图 2　患者的 PRNP 基因突变检查结果

❹ 鉴别诊断

该患者的病例特点为:①中年女性,隐匿起病,慢性进行性加重的病程,不明确的家族史;②主要症状为走路不稳,双手震颤,性格改变,近记忆力减退;③体征包括近记忆力减退,双手静止性震颤;双侧快复动作笨拙;④颅脑 MRI 检查示双侧尾状核、壳核及双侧扣带回、岛叶皮层多发异常信号,DWI 呈明显高信号,定位诊断为大脑皮层、小脑及锥体外系统受累,定性诊断根据"MIDNIGHTS"原则,结合患者病史,鉴别诊断考虑代谢性脑病及变性病的可能性大。鉴别诊断需考虑:

(1)克-雅氏病(Creutzfeldt-Jakob disease,CJD):散发性 CJD 是最常见的朊蛋白病,典型表现为进行性痴呆、肌阵挛、视觉或小脑障碍、锥体束/锥体外系功能障碍、无动性缄默,脑脊液 14-3-3 蛋白阳性。脑电图检查示周期性三相波。颅脑 MRI 检查可见局灶性或弥漫性、对称或非对称性大脑,小脑皮层 DWI 异常高信号(缎带征),也可累及纹状体、基底节区。散发型 CJD 较少出现双侧"丘脑枕征"。该患者临床表现与该疾病早期表现相近,且影像学检查示皮层多发 DWI 高信号,不能排除,必要时需复查颅脑 MRI、脑电图及脑脊液 14-3-3 蛋白以明确诊断。

(2)自身免疫性脑病:患者可表现为认知障碍、行为或人格改变、共济失调、癫痫以及其他神经症状,影像学表现多种多样,边缘系统受累是典型特点,可累及岛叶、前扣带回。该患者前次住院期间已行血及脑脊液自身免疫性脑炎抗体检查,均为阴性,可排除。

(3)低血糖脑病:常发生于糖尿病胰岛素使用过量的患者中脑实质受损主要累及皮质及深部核团,受损程度取决于低血糖严重程度及持续时间。影像学可表现为:①灰质受累为主:累及皮质、纹状体及海马等;②白质受累为主:累及侧脑室周围白质、内囊及胼胝体压部;③灰白质均受累。该患者影像与低血糖脑病类似,但既往病史不支持该病,可排除。

❺ 治疗详情和预后

患者于 2018 年 11 月 12 日出院,院外病情迅速进展,2018 年 12 月出现走路不稳、卧床,言语表达困难,需喂食;2019 年 4 月患者不会吸吮,仅能吞咽,家人用注射器喂食,偶有简单应答;2019 年 6 月呈缄默状态;2019 年 11 月 22 日患者死亡,总病程 20 个月。

三、分析讨论

GSS 综合征是一种罕见的遗传性朊蛋白病,1936 年由 Gerstmann、Sträussler、Scheinker 首次报道,与编码朊蛋白的基因(PRNP)突变有关,最常见的突变形式是 PRNP 第 102 号密码子脯氨酸到亮氨酸的替换(P102L),为常染色体显性遗传病[1,2]。本病患病率为(1~10)/1 亿,大多在 40~50 岁起病,平均病程 40~50 个月,是临床病程最长的朊蛋白病。虽为常染色体显性遗传,但 30% 的病例无家族史[3-4]。

GSS 综合征病理特征为淀粉样斑块沉积、星形胶质细胞增多,多位于大脑、小脑皮质及基底神经节[5]。临床表现呈高度变异性,包括家族内和家族间。典型表现包括早期的进行性小脑性共济失调和晚期的认知障碍,视觉障碍、肌张力障碍、肌阵挛不常见。P102L 相关的 GSS 综合征临床可分为四种亚型[3]:①典型 GSS:早期出现共济失调,晚期出现痴呆,病程相对较长;②反射消失和感觉异常的 GSS:晚期出现共济失调和痴呆;③单纯痴呆的 GSS:早发(中位发病年龄 35 岁),早期出现显著的痴呆,晚期出现共济失调;疾病进展缓慢,病程较长;④类似 CJD 的 GSS:晚发(中位发病年龄 56 岁),早期出现痴呆和共济失调,病情进展迅速,中位病程仅 7 个月。

GSS 的影像学表现缺乏特异性,类似 CJD 的表现,可出现大脑皮层、尾状核、壳核 FLAIR 及 DWI 高信号,累及双侧,不对称,无占位效应,无强化,伴有进行性皮质萎缩。鉴别诊断需要与累及皮层的病变(如脑炎、MELAS)、累及基底节的病变(如 Leigh 综合征、脑桥外髓鞘溶解、Wernicke 脑病、深静脉血栓形成、Fabry 病)以及同时累及皮层和基底节的病变(如低血糖脑病、PRES 等)相鉴别[6]。

颅脑 MRI、EEG、脑脊液 14-3-3 蛋白对 GSS 的诊断均不特异。实时震动诱导转化(real-time quaking-induced conversion,RT-QuIC)是用荧光染料实时监测错误折叠 PrP 聚集体的形成的方法,它对 CJD 的敏感性和特异性达 100%,对 GSS 的敏感性为 75%~78%。*PRNP* 基因突变检测是诊断 GSS 综合征的有效手段[3]。

目前缺乏 GSS 综合征的有效治疗手段,潜在治疗目标为抑制 PrP 转化成错误折叠的 PrPSc,清除错误折叠的 PrPSc[7]。

三、病例启示

(1)GSS 综合征可表现为多种症状,单凭临床表现诊断极具挑战性。

(2)CSF 14-3-3/Tau 蛋白等生物标记物不够敏感。在 GSS 患者中,RT-QuIC 具有高度敏感性(75%)和特异性(100%)。

(3)*PRNP* 基因检测也可用于确定诊断 GSS 综合征。

(4)对任何类型表现为家族性精神分裂症和(或)进行性小脑综合征的患者,应考虑进行 *PRNP* 基因突变分析。

参考文献

[1]LLOYD S E, MEAD S, COLLINGE J. Genetics of prion diseases[J]. Current opinion in genetics & development,2013,23(3):345-351.

[2]SHI Q, ZHOU W, CHEN C, et al. The Features of genetic prion diseases based on Chinese surveillance program[J]. PLoS One, 2015, 10(10):e0139552.

[3]TESAR A, MATEJ R, KUKAL J, et al. Clinical variability in P102L Gerstmann-Sträussler-Scheinker syndrome[J]. Annals of neurology,2019,86(5):643-652.

[4] SIMPSON M, JOHANSSEN V, BOYD A, et al. Unusual clinical and

molecular-pathological profile of Gerstmann-Sträussler-Scheinker disease associated with a novel PRNP mutation (V176G)[J]. JAMA Neurology，2013，70(9)：1180-1185.

[5]MASTRIANNI J A. The genetics of prion diseases[J]. Genetics in medicine，2010，12(4)：187-195.

[6] GAUDINO S，GANGEMI E，COLANTONIO R，et al. Neuroradiology of human prion diseases，diagnosis and differential diagnosis [J]. La radiologia medica，2017，122(5)：369-385.

[7]JIANG A A，LONGARDNER K，DICKSON D，et al. Gerstmann-Sträussler-Scheinker syndrome misdiagnosed as conversion disorder[J]. BMJ case reports，2019，12(8)：e229729.

（作者：刘颖）

致死性家族性失眠症

一、病例分享

❶ 初步病史

患者 46 岁,男性,办公室职员,既往乙肝携带者、梅尼尔综合征患者,左耳聋,有高血压病史。因"睡眠中不自主运动 8 个月,反应迟钝 3 个月"入院。

❷ 病情演变

患者 8 个月前无明显诱因出现情绪低落,睡眠中不自主抓握、蹬腿,打鼾明显并有 1～2 次呼吸暂停,白天疲乏,但仍能工作,自觉忽冷忽热、出大汗,体温最高37.2 ℃,自服尼美舒利后体温降至 35 ℃,回升缓慢,严重便秘。4 个月前外院就诊,诊断抑郁症,未治疗。3 个月前家人发现其反应迟钝,记忆力下降明显,幻视,胡言乱语,饮水呛咳,言语含糊不清,步态不稳,睡眠时间增多,睡眠中不自主运动和呼吸暂停较前明显加重,体重减轻 20 kg。

❸ 检查评估

(1)内科查体:心率 125 次/分,窦性心律,血压 150/105 mmHg。双肺呼吸音清,未闻及干湿性啰音;心脏各瓣膜听诊区未闻及明显病理性杂音;腹平软,无明显压痛、反跳痛;皮肤划痕试验阴性。

(2)神经科查体:患者面容呆滞,查体欠合作;粗测定向力、理解力、计算力、记忆力均下降,MMSE 评分 15 分,MOCA 评分 9 分;言语含糊不清,左耳听力粗测下降,饮水呛咳,双侧咽反射迟钝;肌阵挛,意向性震颤;四肢肌力 5 级,肌张力基本正常,双侧指鼻试验、跟膝胫试验欠稳准,快速轮替欠灵活,闭目难立征不能配合,共济失调步态;感觉检查未见异常;双上肢腱反射(+++),双下肢腱反射(+++),双侧 Babinski 征(一),双侧踝阵挛(+);脑膜刺激征(一)。检查过程中患者极易进入睡眠,但很快即从惊恐中醒来,片段式"睡眠-惊醒"多次循环。

(3)三大常规、凝血、心肌酶、肝肾功、电解质、甲状腺功能、抗甲状腺球蛋白抗体、抗甲状腺过氧化物酶抗体、血氨、维生素 B_{12}、叶酸、同型半胱氨酸、微量元素(钙、镉、钴、铬、铜、铁、锂、镁、锰、镍、铅、铊、锌);丙肝、梅毒、艾滋病病毒、血沉、C 反应蛋白、抗心磷脂抗体、抗中性粒细胞胞浆抗体、抗核抗体谱、肿瘤系列、副肿瘤相关抗体(CV2/CRMP5,PNMA2,RI,Yo,Hu,Amphiphysin)、自身免疫性脑炎相关抗体(NMDAR,CASPR2,AMPA1R,AMPA2R,LGI1,GABAB)、寡克隆带均无明显异常。

(4)乙肝表面抗原阳性,皮质醇、促肾上腺皮质激素分泌节律基本正常,生长激素及泌乳素分泌节律异常(见图1)。

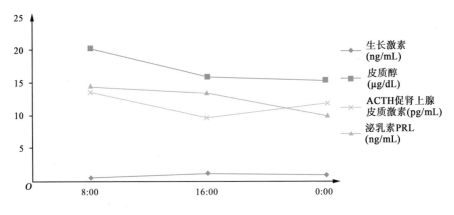

图 1　患者几种激素的水平

患者的腰穿脑脊液检查结果如表 1 所示。

表 1　患者的腰穿脑脊液检查结果

颅内压	200 mmH$_2$O
细胞学	无色清亮,白细胞 1/mL,色氨酸试验(一),墨汁染色(一),乳酸 1.5 mmol/L
生化	葡萄糖 4.31 mmol/L,氯离子 119 mmol/L,蛋白 0.26 g/L
免疫球蛋白	IgG、IgA、IgM 均正常
病原学 PCR	单纯疱疹病毒Ⅱ型、JC 病毒、EB 病毒、结核杆菌(一)
寡克隆带	阴性(一)
自免脑、副肿瘤相关抗体	阴性(一)
14-3-3 蛋白	阴性(一)

脑电图枕叶可见 α 节律,θ 活动为主,可见散在慢波,未找到三相波。颅脑 MRI 示额颞叶萎缩(见图 2)

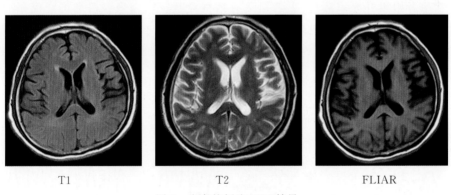

T1　　　　　　　　T2　　　　　　　　FLIAR

图 2　患者的颅脑 MRI 结果

睡眠呼吸监测:共记录 83.5 分钟,未监测到快速眼动。患者在安静状态和打鼾、颏肌紧张性过度增加、下肢不自主活动时,脑电图中均找不到睡眠波(见图 3),低氧血症明显(平均血氧饱和度 90%,最低血氧饱和度 82%),呼吸暂停低通气指数31.6 TST。

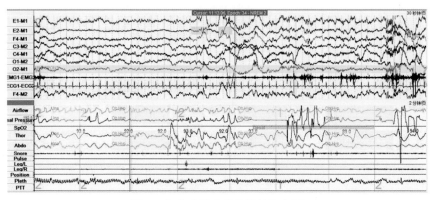

图 3　患者睡眠呼吸监测的脑电图

粗测腋窝体温,24 小时大多波动于 37~37.5 ℃,不同于健康人体温曲线。

动态血压平均值 150/100 mmHg,2~3 点波谷不明显,8~9 点/16~18 点波峰消失。动态心电图示平均心率 93 次/分,室上性总数 2,室性总数 4,窦性心律,偶发房性期前收缩,偶发多源室性早搏,有时 T 波低平。

患者姐姐补充家族史:患者祖父有精神症状、早亡,患者祖母可疑痴呆、早亡,患者表姐、父亲、堂姐均有类似病史且均在一年内死亡(见图 4)。检测 *PRNP* 基因:第 178 位天冬氨酸突变为天冬酰胺,第 129 位多态位点是纯合甲硫氨酸(见图 5)。

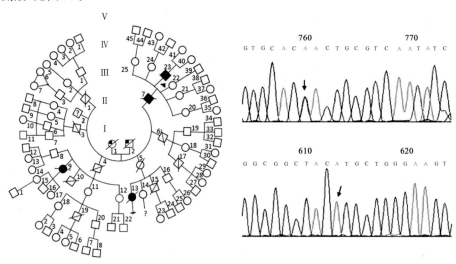

图 4　患者家系图　　　　　图 5　*PRNP* 基因

154

❹ 鉴别诊断

　　总结病例特点:患者为中年男性,隐匿起病,迅速进展。有阳性家族史,常染色体显性遗传可能性大,罹患者均在发病 1 年内去世。临床表现为睡眠及自主神经功能障碍,快速进展性痴呆,共济失调,肌阵挛;脑电图弥漫性低中波幅,以 θ 活动为主,打鼾时睡眠监测中找不到睡眠波;影像学表现为额颞叶萎缩,脑脊液 14-3-3 蛋白阴性,外周血生长激素、泌乳素分泌丧失生理节律。

　　定位:皮层,下丘脑,锥体束,前庭-小脑系统,自主神经。

　　定性:将能导致快速进展性痴呆的疾病按照 MIDNIGHTS 原则分类,其中白色字体的是可遗传的(见图 6)。辅助检查排除了血管病和代谢病。变性病中,除了朊蛋白病,其他的极少有发病 1 年内进展到死亡的[1]。

　　初步诊断:遗传性朊蛋白病。

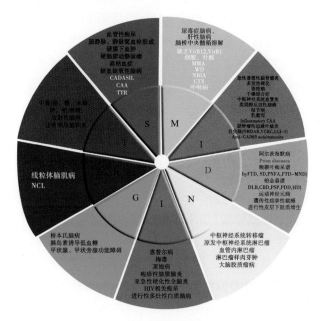

图 6　鉴别诊断

(图中字母缩写含义为:CAA:脑淀粉样血管病;TTP:血栓性血小板减少性紫癜;MMA:甲基丙戊二酸血症;WD:肝豆状核变性;NBIA:脑组织铁沉积神经变性病;CTX:脑腱黄瘤病;bvFTD:行为变异型额颞叶痴呆;SD:语义性痴呆;PNFA:进行性非流利性失语;FTD-MND:伴运动神经元病的额颞叶痴呆;DLB:路易体痴呆;CBD:皮质基底节变性;PSP:进行性核上性麻痹;PDD:帕金森病痴呆;HD:亨廷顿病;NCL:神经元蜡样质脂褐质沉积症;NPH:正常颅压脑积水;CADASIL:常染色体显性遗传病合并皮质下梗死和白质脑病)

遗传性朊蛋白病是一种罕见病,编码朊蛋白的基因 PRNP 突变导致朊蛋白由可溶变为不可溶,异常沉积于脑组织中。本病是常染色体显性遗传病,但外显率取决于基因突变类型与环境,已有报道携带致病基因到 70 多岁仍未发病者。本病表型多变,是各种临床特征(痴呆、精神症状、构音障碍、共济失调、肌阵挛、痉挛、肌无力、舞蹈、癫痫、卒中样发作、自主神经功能异常、失眠)的组合,即使同一基因型,表型差异也可以很大。散发型克雅病常见的 DWI 基底节高信号、飘带征,脑电图三相波在遗传型朊蛋白病中很少见到,14-3-3 蛋白也只有不到 50% 的阳性率[2-4]。

(1)家族性克雅病(familial Creutzfeldt-Jakob disease,fCJD),大多 30~50 岁发病,先出现认知障碍、精神行为异常,再出现肌阵挛和共济失调。

(2)Gerstmann-Straussler 综合征(GSS):大多 40~60 岁发病,先出现肌张力升高、面具脸,再出现共济失调,再累及认知。

(3)致死性家族性失眠症(FFI):大多 40~50 岁发病,先出现失眠、生动梦境、自主神经异常,再出现共济失调、认知障碍,早期 PET-CT 可见丘脑低代谢。

fCJD 和 GSS 的病程可从数月到 5 年,FFI 的病程为 1 年到 1 年半。病理学特点:fCJD 在皮层和深部核团出现海绵状退行性变,空泡形成;GSS 是淀粉样斑块沉积,FFI 在丘脑、脑干下橄榄核出现神经元变性缺失,胶质增生。将患者的组织匀浆用蛋白酶 K 消化后跑电泳,在 21 kD、19 kD、7~8 kD 处可分别检测到三种朊蛋白的表达。fCJD 和 GSS 有多个 PRNP 基因突变位点,FFI 只有一种突变方式:D178N-129M(第 178 位天冬氨酸突变为天冬酰胺,第 129 位多态位点是纯合甲硫氨酸)。

FFI 诊断流程[5]:

①必须有器质性睡眠障碍,如果临床表现不明显,需要做睡眠呼吸监测。

②至少有 2 个类似 CJD 的症状或体征:精神症状(视幻觉、人格改变、抑郁、焦虑、攻击性、缺乏自制、淡漠)。共济失调、视觉障碍、肌阵挛、认知记忆减退。

③至少有 1 个本病相关的特异症状或体征:在过去 6 个月中体重下降超过10 kg,自主神经功能异常(皮肤多汗、新诊断的高血压、心动过速、顽固便秘、体温过高),声音嘶哑。

该患者每条都符合,临床拟诊断 FFI。依据 PRNP 基因检测结果,该患者诊断明确为 FFI。

治疗详情和预后:电话随访得知,经过对症治疗(申维 30 mg 口服,每天三次,曲唑酮 50 mg 每晚口服)后患者精神症状好转,其他症状无改善,3 个月后猝死,总病程 11 个月。

二、分析讨论

（1）*PRNP* 基因 129 位多态位点 rs1799990 影响临床表型[6]。

（2）亚洲（北京汉族、日本）人群比高加索人群、尼日利亚约鲁巴人群 129M 纯合比例更高。

（3）对于非遗传性朊蛋白病，129M（纯合甲硫氨酸）更容易出现智力低下，病情进展迅速；129V（纯合缬氨酸）和约 25% 的 129MV（杂合）表现为共济失调，病情进展缓慢。

（4）对于遗传性朊蛋白病：D178N-129M 朊蛋白多沉积于丘脑，表现为 FFI；D178N-129V 朊蛋白多沉积于皮层，表现为 fCJD。FFI 是中国汉族人群中遗传性朊蛋白病中最常见的类型。

（5）FFI 的特殊失眠方式：激动性失眠（agrypnia excitata）[7]。

（6）一种特殊的失眠亚型：全脑过度活跃，梦幻状态，运动过多（喘鸣、打鼾、周期性肢体活动、快速眼动睡眠行为障碍），交感神经活跃。患者总睡眠时间大幅度减少，睡眠周期打乱，深睡眠状态及慢波脑电活性大部分丢失，出现早期、进行性减少的睡眠纺锤波和 K 复合波。本例患者非常符合此特点：看起来似乎极易进入睡眠状态，打鼾、睡眠呼吸暂停，但"睡眠"中不停地抓握、蹬腿，同步的睡眠监测并未检测到睡眠波。此外还有体温持续偏高、血压偏高、窦性心动过速、多汗等。

三、病例启示

（1）对不常见的睡眠障碍，需做睡眠呼吸监测，查找睡眠波，判断真假"失眠"。

（2）对自主神经功能障碍的症状（如多汗、体温偏高、对降温药过度敏感）需进行体温、血压、心律、皮质醇、生长激素、泌乳素监测，重点看节律是否与健康人相同。

参考文献

［1］DAY G S，TANG-WAI D F. When dementia progresses quickly：apractical approach to the diagnosis and management of rapidly progressivedementia

[J]. Neurodegenerative disease management，2014，4(1)：41-56.

[2]MEE-OHK K，LEONEL T T，KATHERINE W. et al. Genetic PrP prion diseases［J］. Cold spring harbor perspectives in biology，2018，10 (5)：a033134.

[3]MICHAEL D G. Prion diseases. Continuum（Minneap Minn）［J］. Neuroinfectious disease，2015，21(6)：1612-1638.

[4]LEONEL T T，MEE-OHK K，ROSS W C，et al. Genetic prion disease：experience of a rapidly progressive dementia center in the United States and a review of the literature［J］. Neuropsychiatric genetics，part b of the american journal of medical genetics，2017，174(1)：36-69.

[5]KRASNIANSKI A，SANCHEZ P J，CLAUDIA P，et al. A proposal of new diagnostic pathway for fatal familial insomnia［J］. Journal of neurology，neurosurgery and psychiatry，2014，85(6)：654-659.

[6]PASQUALE M，PIERLUIGI G，PIETRO C. Familial and sporadic fatal insomnia［J］. Lancet neurology，2003，2(3)：167-176.

[7] FEDERICA P. Agrypnia excitata［J］. Current neurology and neuroscience reports，2013，13(4)：341.

[8]IRIARTE J，AKYUSO T，ECHAVARRI C，et al. Agrypnia excitata in fatal familial insomnia. a video-polygraphic study［J］. Neurology，2007，69 (6)：607-608.

（作者：孙丛丛）

MOG-IgG 相关脱髓鞘疾病

一、病例分享

❶ 初步病史

患者女性,19 岁,自由职业者,因"头晕、发热 10 天"于 2016 年 7 月 26 日收入院。首次发病年龄为 11 岁(2007 年)。

❷ 病情演变

患者于 2007 年 2 月出现发热,体温最高 39 ℃,伴头痛、呕吐,并出现发作性意识丧失伴抽搐、小便失禁,共发作 2 次,至天津市儿童医院行住院治疗,2007 年 3 月 7 日脑脊液检查示"脑脊液细胞数 110/mL,葡萄糖定量 54 mg/dL,蛋白定量 41 mg/dL,氯离子 116 mmol/L",2007 年 3 月 5 日颅脑 MRI 检查示"双侧大脑半球多发长 T1 长 T2 信号",按"脑炎"治疗(具体不详)后,头痛减轻,未再出现发作性肢体抽搐,仍有发热,体温最高 38.2 ℃,遂于 2007 年 4 月 24 日以"颅内感染"收入我院儿科病房。2007 年 4 月 23 日脑脊液检查示"脑脊液细胞数18/mL,中性粒细胞 49%,混合细胞反应,色氨酸试验(+),葡萄糖定量2.16 mmol/L,蛋白定量 0.33 g/L(正常值 0~0.4 g/L),寡克隆带(+)",颅脑 MRI 检查示"双侧皮层下白质内、胼胝体内见片状长 T1、长 T2 信号,FLAIR 高信号",诊断为病毒性脑炎,给予阿昔洛韦、头孢曲松、人免疫球蛋白、地塞米松等药物治疗后,症状改善,2007 年 5 月 14 日复查腰椎穿刺示脑脊液细胞数 6/mL,小淋巴细胞 94%;色氨酸试验(一),葡萄糖定量 2.6 mmol/L,寡克隆带(一),2007 年 5 月 14 日)复查颅脑 MRI 示双侧大脑半球多发长 T1、长 T2 信号,病变以右侧为主;FLAIR 高信号,DWI 未见异常,与 2007 年 3 月 7 日比明显好转。患者体温正常,未遗留局灶性神经系统症状,好转出院。

2010 年 3 月患者出现口角歪斜、左侧肢体无力,无发热、头痛,无肢体抽搐,再次来我院就诊,门诊以"脑白质病变"收入院。实验室检查示甲状腺功能、风湿系列、肿瘤系列、艾滋病病毒、梅毒血清学检查均正常,2010 年 4 月 7 日腰椎穿刺示脑脊液细胞数 2/mL,色氨酸试验(一),葡萄糖定量 3.16 mmol/L,IgG 41.10 mg/L,寡克隆带(一),诊断为"多发性硬化",给予甲强龙冲击治疗(500 mg×5 天),后接泼尼松 50 mg 每天口服。患者病情好转出院,院外继续口服泼尼松,并逐渐减量至停药(每周减半片)。患者院外病情稳定,于 2010 年 11 月 1 日复查颅脑 MRI 示双侧大脑半球白质区多处片状长 T1、长 T2 信号影,T2 FLAIR 呈高信号,DWI 等信号,以双侧额叶及右侧额顶叶为著,增强扫描无强化,与 2010 年 8 月 3 日的 MRI 比较,病灶无明显改变。2011 年 5 月患者出现癫痫发作一次,2011 年 5 月 10 日的颅脑 MRI 示双侧额叶、右侧额顶叶多发片状病灶,右侧顶叶有斑片状强化,考虑新发病灶;此后病情无波动,多次复查颅脑 MRI 结果如下:2011 年 10 月 21 日颅脑 MRI 示双侧大脑半球白质多发病灶,右侧为著,双侧额叶多发片状强化,与 2011 年 5 月 10 日的 MRI 相比,双额叶病灶增多,右顶叶病灶消失,右顶叶有新发病灶;2012 年 1 月 2 日的颅脑 MRI 示双额叶、右额顶叶病灶,与 2011 年 10 月相比,额叶强化病灶减少,右顶叶显著斑片状强化;2012 年 6 月 24 日颅脑 MRI 示双侧额叶及右顶叶多发病灶,无强化,较 2010 年 11 月 MRI 相比无明显变化。

2013 年 10 月患者因"头部不适 5 天"来我院就诊,查体见双侧 Babinksi 征(+),余无明显阳性体征,2013 年 10 月 14 日的颅脑 MRI 示双侧额、顶、枕叶脑白质区多发病灶,右侧为著,多发小片状强化,较 2012 年 6 月 24 日的 MRI 病灶相比无明显变化,但强化显著增多,提示复发,以"多发性硬化"收入院。给予激素冲击治疗(500 mg×5 天),接每天口服泼尼松 55 mg,考虑患者多次复发,每周加用甲氨蝶呤 7.5 mg 治疗。患者病情好转出院,院外继续服用泼尼松并逐渐减量至停药(每周减半片),同时每周服用甲氨蝶呤 7.5 mg。2014 年 1 月 13 日颅脑 MRI 示双侧额、颞、枕叶及右侧顶叶白质多发病灶,无明显强化,脑萎缩,2014 年 5 月 12 日及 2014 年 9 月 22 日复查颅脑 MRI,均与 2014 年 1 月 13 日相比无明显变化。2015 年 2 月患者先后出现发作性肢体抽搐,共发作 2 次,门诊就诊后加用德巴金。2015 年 2 月 22 日颅脑 MRI 示双侧大脑半球及左侧桥小脑结合臂多发病灶,增强扫描大部分病灶未见强化,右侧侧脑室三角区及双侧半卵圆中心见斑点状及小片状明显强化,左侧桥小脑结合臂病变较 2014 年 9 月 22 日的 MRI 范围略扩大。

2016 年 7 月患者出现发热、头晕,体温最高 38.2 ℃,头晕呈持续性,非旋转性,与体位变化无关,无言语不清、吞咽苦难及饮水呛咳,无肢体活动障碍,无肢体抽搐,2016 年 7 月 24 日门诊行颅脑 MRI 检查示双侧大脑半球脑白质广泛片状长 T1、长 T2 信号,T2 FLAIR 呈高信号,DWI 呈等或略高信号,增强扫描见多发点片状强化,与 2015 年 2 月 22 日的 MRI 相比,强化范围扩大,再次收入我院脑血管病房。入院查体:双侧 Babinski 征(±),余神经系统查体无明显阳性体征。入院后完善实验室检查示微量元素、维生素水平、甲状腺功能、血尿有机酸均无异常,2016 年 7 月 26 日腰椎穿刺示脑脊液细胞数4/mL,中性粒细胞 16%,混合细胞反应,色氨酸(一),蛋白 0.33 g/L,葡萄糖 2.6 mmol/L,寡克隆带(一),IgG 34.8 mg/L,脑脊液＋血自身免疫性脑抗体、副肿瘤抗体、AQP-4 抗体、MBP 均为阴性;2016 年 8 月 5 日颅脑 SWI 未见异常;住院期间给予地塞米松 10 mg 每天静脉滴注以及甲氨蝶呤 7.5 mg 每周口服治疗,并经全科疑难病例讨论,考虑原发性中枢神经系统血管炎的可能性大,MS 不能排除。患者出院时每天口服泼尼松 30 mg,每 2 周减 2.5 mg 至停药,继续每周服用甲氨蝶呤 7.5 mg。

2017 年 12 月 2 日患者出现左侧肢体无力,2017 年 12 月 10 日出现情绪低落,伴言语不清及言语减少,吞咽变慢,无头痛,无视物模糊,无肢体抽搐,再次来院就诊,门诊以"脑白质病变"收入院。

患者生于原籍,无外地及疫区久居史,否认肝炎、结核等传染病史,否认特殊药物、毒物接触史,否认酒精及其他药物滥用史,否认冶游史,否认一氧化碳中毒史,否认家族性遗传病史。

入院查体见体温 36.1 ℃,脉搏 109 次/分,呼吸 20 次/分,血压113/76 mmHg,心、肺、腹部查体(一),神经系统查体见构音障碍,双侧软腭动度减弱,右侧咽反射减弱,双下肢膝反射等叩(＋＋＋),双侧 Babinski 征(＋),余神经系统查体无明显阳性体征。

❸ 检查评估

实验室检查:血常规、凝血系列、甲状腺功能、风湿系列、抗中性粒细胞胞浆抗体、抗心磷脂抗体均为阴性；血 MOG 抗体为 1 ：320 阳性。

2017 年 12 月 12 日颅脑 MRI 平扫＋增强结果显示双侧大脑半球脑白质区、胼胝体压部、左侧中脑大脑脚、右侧桥小脑结合臂见多发长 T1、长 T2 信号，FLAIR 呈高信号，DWI 呈等、略高信号，增强扫描内见多发斑点状、条片状强化（见图 1）。结论：患者脑内多发异常信号，考虑脱髓鞘性病变，有炎性的可能。

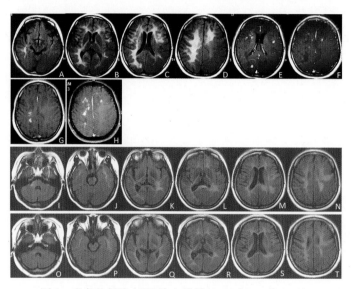

图 1   患者的颅脑 MRI 检查结果（2011 年 10 月 21 日）

颅脑 MRI 平扫加增强扫描（图 A～F）示双侧大脑半球白质多发病灶，右侧为著，双侧额叶多发片状强化；2012 年 1 月 2 日复查颅脑 MRI 增强扫描（图 G）示双侧额叶强化病灶减少，右顶叶显著斑片状强化；2013 年 10 月 14 日复查颅脑 MRI 增强扫描（图 H）示病灶范围无明显变化，但强化显著增多，提示复发；2017 年 12 月 12 日颅脑 MRI（图 I～N）示病范围扩大到右侧桥小脑结合臂、左侧中脑大脑脚、胼胝体压部、双侧额颞顶枕叶；2019 年 4 月 16 日颅脑 MRI（图 O～T）示双侧大脑半球白质多发病灶，与 2017 年 12 月 12 日颅脑 MRI 相比，右侧桥小脑结合臂、左侧中脑大脑脚、胼胝体压部病变消失。

❹ 鉴别诊断

该患者的病例特点为：①青年女性，急性起病，呈缓解-复发性病程；②数次发病时症状包括发热、头痛、发作性肢体抽搐、左侧肢体无力；③体征：除双侧 Babinski 征阳性外，无明确的神经系统阳性体征；④反复多次颅脑 MRI 检查提示双侧额叶、右侧额顶叶多发片状病灶，右侧顶叶某些病灶曾一度消失，并出现新发病灶，病灶范围逐渐扩大至双侧额、颞、顶、枕叶及胼胝体压部、左侧中脑大脑脚、右侧桥小脑结合臂。

鉴别诊断考虑：

（1）多发性硬化：女性多见，女性与男性之比为 3∶1，好发年龄为 20～30 岁，病程多呈复发缓解型或慢性进展型，临床可表现为视神经炎、脊髓炎、脑干或小脑症状，认知功能障碍和累及其他 MS 典型区域的症状，视神经炎以单侧多见。颅脑 MRI 示多发白质病灶，病灶主要位于脑室旁、近皮层、幕下，累及脊髓时呈短节段病灶，视神经 MRI 亦呈现多节段病灶。CSF 检查可有轻中度单核细胞增多，蛋白含量轻度增高，寡克隆带阳性。免疫调节治疗致残率高，与疾病进展相关。该患者符合 MS 的病程，但患者首次发病时年龄较小，且首次发病以癫痫起病，这在 MS 中不多见；颅脑 MRI 检查提示弥漫性白质病变，这在 MS 中也不多见。因此，需进一步排除其他脱髓鞘性疾病的可能。

（2）脑白质营养不良：脑白质营养不良是一组髓鞘形成或维持发生障碍的遗传性疾病，是脑白质病谱系中最重要的类型之一，主要见于儿童，多数也可在成人期发病。临床主要表现为认知障碍、精神行为异常、运动障碍、周围神经病、延髓性麻痹和癫痫等。MRI 可显示侧脑室旁白质的长 T1、长 T2 信号。该患者无明确家族史，呈复发-缓解性病程，影像学提示病灶曾一度有消失，且免疫治疗有效，以上均不支持脑白质营养不良，必要时可行基因检测以明确。

❺ 治疗详情和预后

患者入院时每天口服泼尼松 5 mg＋每周使用甲氨蝶呤 7.5 mg，住院期间将泼尼松增至 30 mg 每天口服，甲氨蝶呤增至 15 mg 每周口服。院外患者病情稳定，未再出现新发症状，泼尼松每周减量半片，减至每天 15 mg 后维持至今，甲氨蝶呤未减量，仍每周口服 15 mg。电话随访患者，自 2017 年至今病情稳定，未再复发，未再复查MOG-IgG 抗体。2019 年 4 月 16 日复查颅脑 MRI 示病灶范围较前缩小（见图 1）。

二、分析讨论

抗髓鞘少突胶质细胞糖蛋白免疫球蛋白 G 抗体（anti-myelin oligodendrocyte glycoprotein-IgG，MOG-IgG）相关疾病（MOG-IgG associated disorders，MOGAD）是近年来提出的一种免疫介导的中枢神经系统炎性脱髓鞘性疾病,是不同于 MS 和 NMOSD 的独立疾病谱[1]。

MOGAD 在 AQP-4-IgG 阴性的 NMOSD 和复发性视神经炎中更常见[2-4],它具有区别于其他特发性炎性脱髓鞘性疾病的临床特征,且 MOG-IgG 滴度与 MOGAD 病情严重程度相关[5]。

MOGAD 在儿童期较成人更常见,男女发病比例为 1:2~1:1。可呈单相或复发病程,复发者可出现频繁发作。MOGAD 临床表现多样,可分为 ADEM 样表型、视神经-脊髓表型(视神经炎、脊髓炎)、脑膜脑炎或脑干脑炎[1]。视神经炎是 MOGAD 中最常见的临床分型,在成年患者中视神经累及率可高达 90%,若累及视神经,双侧或单侧受累均可,很少累及视交叉,经常复发[6]。MOG-IgG 是 MOGAD 的诊断生物学标志物。目前国际推荐的 MOG-IgG 检测方法是细胞法(cell-based assay,CBA)。血清 MOG-IgG 滴度与疾病活动性相关,在疾病急性期滴度高于缓解期;也与治疗状态相关,患者经免疫抑制或血浆置换治疗后其滴度下降。颅脑 MRI 呈多发或单发白质病灶,病灶分布不如 MS 具有特异性,侧脑室旁白质区病灶多见,皮层、丘脑、海马病灶在 MOGAD 具有相对特异性。病灶亦可见于胼胝体、内囊和脑干、小脑[7]。多发病灶多见,呈斑片状,大病灶可类似于假瘤样脱髓鞘,病灶可有或无强化。累及脊髓时呈长或短节段病灶,横断面病灶可见于脊髓中央或周边,脊髓病灶累及腰椎和圆锥常见;视神经受累多呈长病灶(长于视神经的 1/2),累及前部多见,双侧多见,视神经增粗明显,边缘模糊,明显和均匀强化。

中国专家建议的 MOGAD 诊断标准为[1]:①用全长人 MOG 作为靶抗原的细胞法检测血清 MOG-IgG 抗体阳性。②临床有下列表现之一或组合:视神经炎,包括慢性复发性炎性视神经病变;脊髓炎;脑炎或脑膜脑炎;脑干脑炎。③与中枢神经系统脱髓鞘相关的 MRI 或电生理(孤立性视神经炎患者的视觉诱发电位)检查结果。④排除其他诊断。

目前,对 MOGAD 治疗的研究数据有限,治疗推荐均来自一些小样本、回顾性研究,并借助其他自身免疫性疾病的经验,没有统一的治疗方法。MOGAD 的治疗与其他特发性炎性脱髓鞘疾病大体相似。MOGAD 的治疗分为急性期治疗和缓解期治疗。急性期治疗可以使用大剂量甲泼尼龙冲击、大剂量丙种球蛋白、血浆置换或免疫吸附等疗法。临床常用大剂量甲泼尼龙冲击[15~20 mg/(kg·d),连续应用 3~5 天为 1 个疗程],或使用大剂量丙种球蛋白[0.4 g/(kg·d),连续应用 3~5 天为 1 个疗程]。在大剂量甲泼尼龙冲击治疗或大剂量丙种球蛋白治疗失败后,可以考虑使用血浆置换或免疫吸附疗法。激素大剂量冲击应缓慢阶梯减量,小剂量维持。成人激素推荐用法[1]:甲泼尼龙 1 g 静脉注射,每天 1 次,共 3～5 天;逐渐减量,改为泼尼松 60 mg 口服,每天 1 次;递减至中等剂量每天 30～40mg 时,依据免疫抑制剂起效快慢与之衔接,逐步放缓减量速度,如每 2 周递减 5 mg,至 10～15 mg 口服,每天 1 次,长期维持,一般维持 6 个月至 1 年。大部分患者急性期治疗后预后较好。使用大剂量甲泼尼龙冲击时,应注意治疗相关不良反应。缓解期治疗有利于减少疾病复发,减轻残疾程度。不同免疫药物(包括小剂量激素、硫唑嘌呤、吗替麦考酚酯、利妥昔单抗和甲氨蝶呤等)可能会降低 MOGAD 患者的复发风险,特别是当治疗持续 3 个月以上时。国外报道推荐使用口服甲氨蝶呤[10～15 mg/(m² · w)]或硫唑嘌呤[2～3 mg/(kg · d)]。甲氨蝶呤有利于延长缓解期,降低复发率,且毒性不良反应少,建议首选甲氨蝶呤治疗。但对 MS 有效的疾病修正治疗药物(disease modifying therapy,DMT),如干扰素-β、醋酸格拉替雷和那他珠单抗等可能对 MOGAD 无效。

三、病例启示

MOGAD 是中枢神经系统的一种炎症性脱髓鞘疾病,其特征是神经功能障碍的单相或复发过程,它不符合 MS 或其他已知神经炎症疾病的典型标准,具有特殊的临床和辅助检查特征。MOGAD 可以发生于任何年龄阶段,女性更为常见,最常见的表现为视神经炎,其次为脊髓炎、急性播散性脑脊髓炎(ADEM)或 ADEM 样表现(如脑干发作)。糖皮质激素治疗有效,但患者常出现激素依赖而反复发作。多数 MOGAD 患者预后良好,部分遗留残疾。

遇到疑似中枢神经系统炎性脱髓鞘性疾病的患者时,在排除其他疾病所致的炎性脱髓鞘性疾病后,对反复出现视神经炎、AQP4 抗体阴性的 NMOSD 患者及寡克隆带阴性的疑似 MS 的患者,应注意检测 MOG-IgG 抗体。

参考文献

[1]中国免疫学会神经免疫分会. 抗髓鞘少突胶质细胞糖蛋白免疫球蛋白 G 抗体相关疾病诊断和治疗中国专家共识[J]. 中国神经免疫学和神经病学杂志,2020,27(2):86-95.

[2] HÖFTBERGER R,SEPULVEDA M,ARMANGUE T,et al. Antibodies to MOG and AQP4 in adults with neuromyelitisoptica and suspected limited forms of the disease[J]. Multiple sclerosis,2015,21(7):866-874.

［3］KITLEY J，WATERS P，WOODHALL M，et al. Neuromyelitis optica spectrum disorders with aquaporin-4 and myelinoligodendrocyte glycoprotein antibodies：a comparative study［J］. JAMA neurology，2014，71（3）：276-283.

［4］SATO D K，CALLEGARO D，LANA-PEIXOTO M A，et al. Distinction between MOG antibody-positive and AQP4 antibody-positive NMO spectrum disorders［J］. Neurology，2014，82(6)：474-481.

［5］ZHOU Y，JIA X，YANG H，ET AL. Myelin oligodendrocyte glycoprotein antibody-associated demyelination：comparison between onset phenotypes［J］. European journal of neurology，2019，26(1)：175-183.

［6］HENNES E M，BAUMANN M，LECHNER C，et al. MOG spectrum disorders and role of MOG-antibodies in clinical practice［J］. Neuropediatrics，2018，49(1)：3-11.

［7］CHEN C，LIU C，FANG L，et al. Different magnetic resonance imaging features between MOG antibody and AQP4 antibody-mediated disease：a Chinese cohort study［J］. Journal of the neurological sciences，2019，405：116430.

（作者：刘颖）

硬膜下积脓

一、病例分享

❶ 初步病史

患者男,36 岁,为经常往返于山东和西藏间经商的商人。患者入齐鲁医院住院前 40 余天,无诱因出现头痛,呈压榨紧箍感,无发热,无恶心、呕吐,无言语、肢体不适。症状持续,遂就诊于北京宣武医院,住院后行腰椎穿刺术,脑脊液化验示白细胞和蛋白轻度增高,白细胞以单核细胞为主,诊断为"病毒性脑膜炎",给予抗病毒治疗,但疗效不佳,几天后头痛不缓解,并出现右眼外直肌麻痹,再行颅脑 MRI,仍未见异常,考虑为"病毒性脑膜炎、外展神经炎"。继续抗病毒治疗,并给予地塞米松 20 mg/d 抗感染治疗。此后,患者头痛明显缓解,展神经麻痹也部分改善,好转出院。

❷ 病情演变

患者从宣武医院出院后仅几天,急性出现言语不利,右上肢麻木,遂就诊于我院急诊室,查颅脑 CT 示脑肿胀明显,未见明显局灶改变,遂再予阿昔洛韦、甲强龙等药物治疗,在急诊室等候床位住院。急诊室留观的 2 天期间,患者出现间断高热,体温最高达 40 ℃,头痛再发而且更加剧烈,头痛难忍;并发作性意识丧失、双眼上翻一次,不到 1 分钟自行缓解。遂当天加大甲强龙的剂量到 500 mg,但此次激素作用并不好,而且再次出现一大发作。患者意识间断呈朦胧状态,与痫性发作无关,伴高热,言语含糊更明显。为进一步诊治收入病房。患者自发病以来,睡眠饮食尚可,大小便正常,体重较前无明显变化。

❸ 检查评估

入院当天查体:患者神志清,精神差,心肺腹部(一);颅神经查体见右侧鼻唇沟浅,伸舌偏右,余颅神经(一);四肢肌张力正常,肌力 5 级,共济检查未见异常;感觉(一);腱反射等叩(＋＋);病理征(一);颈软,脑膜刺激征(一)。颅脑 CT 示左大脑半球肿胀,脑沟变浅。患者入院次日病情明显加重,查体示嗜睡,右眼球结膜明显水肿,双侧 Babinski 征(＋);颈抵抗,Kernig 征(＋)。遂行颅脑 MRI 平扫、强化及脑 MRV,之后行腰穿、留取脑脊液化验检查。追问病史,得知发病前 2 个月有鼻部疖肿破溃史。颅脑 MRI 平扫和强化示左额顶颞部硬膜下积脓的可能大;左侧脑膜增厚及双侧海绵窦增厚,考虑炎症;右眼眶异常强化并眼球突出,考虑炎性改变;右侧小脑蚓部脂肪瘤(见图 1)。MRV 未见异常。腰穿脑脊液各项化验结果如表 1 所示,培养出表皮葡萄球菌,考虑表皮葡萄球菌性硬膜下积脓,化脓性脑膜脑炎、眶内蜂窝织炎待观察。

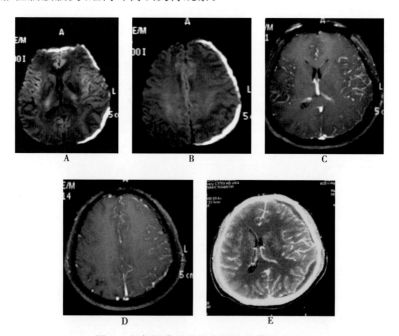

图 1　患者硬膜下积脓的颅脑影像学改变

图 A~E 为颅脑 MRI DWI 序列示左额颞枕硬膜下新月形弥散受限信号(图 A/B);强化颅脑 MRI 提示左额顶区硬膜下分布的新月形或线样中间低信号、四周薄壁样强化的病变(图 C/D);强化颅脑 CT 示左大脑半球明显肿胀,中线移位,左额、顶、枕区硬膜下分布的中间低信号、梭形周围强化的病变(图 E)。

表 1　患者腰穿脑脊液化验结果

项目	检测结果	正常值
细胞学	1074/mL	＜10/mL
分类	中性粒细胞 72%,巨噬细胞 18%,淋巴细胞 10%	
乳酸	5.3 mmol/L	＜2.2 mmol/L
墨汁染色	(－)	(－)
色氨酸试验	(－)	(－)
涂片	(－)	(－)
培养	表皮葡萄球菌	(－)
核酸检测	CMV(－),HSV-1(－),TB(－)	(－)
糖	2.08(与血糖比值＜0.3)	(与血糖比值＞0.5)
氯	125 mmol/L	110～120 mmol/L
蛋白	0.71 g/L	0.4 g/L
颅内压	170 mmH$_2$O	＜180 mmH$_2$O

❹ 鉴别诊断

（1）海绵窦血栓形成:患者曾有鼻部疖肿破溃史,此后出现头痛、复视,因此海绵窦血栓形成需要鉴别。由于海绵窦内有第 3、4、5、6 对脑神经从中通过,因此,海绵窦综合征常表现为多颅神经损害;而该患者病程达到 1 月余,仍仅有展神经麻痹,与海绵窦病变的临床表现不符合;此外,该患者的 MRV 并未见到静脉窦血栓的直接和间接征象,故可以排除海绵窦血栓形成的诊断。

（2）结核性脑膜脑炎:常表现为发热、剧烈头痛,随着高颅压出现,可以继发展神经麻痹。患者常在疾病之初全身表现就常见,如高热、乏力、盗汗等,而该患者在头痛 40 余天后才出现发热,与结核病通常的表现不吻合;结核性脑膜炎患者大多颈项抵抗明显,而该患者无;结核性脑膜炎的脑脊液细胞学可以呈混合细胞反应,低氯常是特征性表现,TB 核酸检测可呈阳性。而该患者 T-SPORT、TB核酸检测均未发现结核杆菌感染的病原学证据,患者先后两次脑脊液培养均提示表皮葡萄球菌感染,可资鉴别。

（3）慢性硬膜下血肿:行硬膜下血肿钻孔引流术后 1 个月内,如果怀疑硬膜下血肿复发,外科医生应该怀疑感染导致硬膜下积脓的可能。行颅脑强化 MRI 与 DWI 序列检查,可以将硬膜下积脓与硬膜下血肿相鉴别。

❺ 治疗详情和预后

脑脊液细菌培养确定病原学诊断后,遂依据药敏试验调整抗生素方案,应用万古霉素 0.5 g,每 8 小时一次,加强营养支持,减少激素用量至每天地塞米松 5 mg。入院 5 天后,患者体温逐渐恢复正常;头痛减轻,但精神仍差;1 周后复查颅脑 MRI 示硬膜下积脓较前加重,余改变同前。遂于 2016 年 5 月 6 日转至神经外科行硬膜下脓肿钻孔引流术,分别于额部、顶部硬膜下置管,引流出黄色黏稠脓液,脓液培养示表皮葡萄球菌。引流后患者症状继续改善。但 2016 年 5 月 27 日复查脑 MRI 示左顶积脓较前加重,遂于 5 月 28 日再行硬膜下置管引流残余脓液,抗生素调整为利奈唑胺。治疗 7 天后复查颅脑 MRI 平扫和强化,示治疗后改变,硬膜下脓肿、右眼眶、双侧海绵窦等炎症均改善。带口服利奈唑胺继续抗感染,出院治疗。口服 6 周利奈唑胺后复诊,神经系统查体未见阳性体征,复查脑 MRI 如图 2 所示,痊愈。

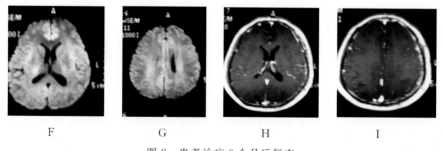

F   G   H   I

图 2 患者治疗 3 个月后复查

颅脑 MRI DWI 序列弥散受限的脓液信号消失(图 F、G);强化颅脑 MRI(图 H、I)示左额、顶、枕硬膜下积脓信号消失。

二、分析讨论

硬膜下积脓(Subdural empyema,SDE),是指脓液积聚在硬膜下腔。由于硬膜下腔无解剖结构阻止脓液扩散,所以该病往往快速进展.随着多模态影像技术和广谱抗生素的使用,SDE 的致残率和致死率已明显下降。早期准确诊断,及时开始抗生素联合外科脓液清除术,是获得良好预后的前提[1]。

SDE 虽罕见,但也占颅内脓肿的 15%～20%,可继发于邻近的鼻窦炎、中耳炎、脑膜炎或开颅手术后。随着颅脑手术的增多,继发于术后感染的 SDE 日渐增多,最常见于硬膜下血肿穿刺引流术后[2-3]。

SDE 以男性患者居多,经典三联症不常见,包括头痛、鼻窦炎、发热。更常见症状为头痛和呕吐,易导致诊断延误,病情进展,多数患者可出现意识改变。有小样本研究发现,仅 1/3 的患者发热,痫性发作者占 44.4%,不到 20% 的患者可能有颅神经麻痹、偏瘫、吞咽障碍、颈抵抗等局灶体征[4-5]。硬膜下积脓位置有的位于一侧、单灶,有的是双侧多发或单侧多发,常见的积脓位置在额或额顶硬脑膜的凸面;后颅窝也可见,有报道称咽旁脓肿经血源传播形成硬膜下积脓[6]。

SDE 常见的致病微生物是需氧和厌氧链球菌、葡萄球菌、流感嗜血杆菌、肺炎链球菌和其他革兰阴性杆菌,其中成人 SDE 的常见致病菌为葡萄球菌以及有氧和无氧链球菌;儿童以链球菌多见[5,7]。

SDE 的诊断依靠颅脑影像学,MRI 优于 CT,更为敏感和特异。由于硬膜下积脓侧脑组织通常明显肿胀,因此表现为头痛、呕吐的患者如果颅脑影像学提示一侧或双侧脑组织肿胀,可进一步行强化颅脑 MRI 和 DWI 序列检查。SDE 在 DWI 序列呈明显增高的线样信号,分布于硬脑膜下、大脑凸面;强化 MRI 表现为硬膜下分布的中间低信号、四周薄壁样强化的条线状或梭样病变,可同时合并室管膜炎,当脓液量大时,中线可移位。

依据传播途径的不同,可从邻近感染的器官组织、血液或手术中清除的脓液送检微生物检查,以确定致病菌。腰穿不被推荐,因为局限性脑肿胀行腰穿可能有导致脑疝的风险。通常未使用抗生素前采样送检,微生物检出率高达 60%～70%;如在应用抗生素后取样,阳性率将大大降低,甚至培养阴性。药敏试验可以指导抗生素的使用。

目前,针对 SDE,多主张采取外科手术治疗。若细菌培养阳性,可依据药敏试验结果选择抗生素;如果细菌培养阴性,则需要依据常见致病菌种类选择广谱抗生素[8]。抗生素的使用疗程建议大于 6 周,其中 4 周静脉给药,接下来至少 2 周口服抗生素治疗。抗生素可以选择阿莫西林、头孢曲松、克林霉素、利奈唑胺、美洛培南、利福平、万古霉素等[9]。有单纯应用抗生素治愈的报导,但由于 SDE 快速进展的病程特点,不推荐单独采用抗生素治疗的方式。可能的感染源包括鼻窦炎、中耳炎、咽旁脓肿、口腔感染、细菌性心内膜炎通过血运传播等,可在专科医生的协同下控制感染源。外科治疗手术方式包括硬膜下钻孔引流术和开颅打开硬脑膜清除脓液两种方式,二者孰优仍存争议。如本例,据报道,钻孔引流术有更多 SDE 复发的报道[10-13]。昏迷患者死亡率高达 57％～80％,而未昏迷者死亡率 0～7％[14]。因此,早诊断,早治疗,不使病情发展到严重意识障碍,对良好预后非常关键。

三、病例启示

(1)SDE 是一种少见的急性发作、预后严重的颅内感染性疾病,诊断主要依据三个方面:患者有中耳炎、副鼻窦炎、头皮化脓性感染、颅脑开放伤、败血症等既往史;根据 CT、MRI 等影像学检查资料;根据脑脊液及周围血象检查结果。其强化颅脑 MRI＋DWI 序列是诊断的"金标准"。

(2)SDE 的治疗应根据患者所处的不同时期采取个体化治疗方案,及时行外科手术治疗至关重要。

(3)早诊断,及时抗生素联合外科治疗,将大大降低该病的致残和致死率。抗菌治疗不可替代外科治疗手段,SDE 的良好预后需要多学科协作。

参考文献

[1]KIM Y S, JOO S P, SONG D J, et al. Delayed intracranial subdural empyema following burr hole drainage: case series and literature review[J]. Medicine (Baltimore), 2018, 97(18): e0664.

[2] GUPTA S, VACHHRAJANI S, KULKARNI A V, et al. Neurosurgical management of extraaxial central nervous system infections in children[J]. Journal of neurosurgery: pediatrics, 2011, 7(5): 441-451.

[3] TSAI Y D, CHANG W N, SHEN C C, et al. Intracranial suppuration: a clinical comparison of subdural empyemas and epidural abscesses [J]. Surgical neurology, 2003, 59(3): 191-196.

[4]CHIKANI M C, MEZUE W, OKORIE E, et al. Subdural empyema: clinical presentations and management options for an uncommon neurosurgical emergency in a developing country[J]. Nigerian journal of clinical practice, 2017, 20(10): 1221-1225.

[5]JIM K K, BROUWER M C, VAN DER ENDE A, et al. Subdural empyema in bacterial meningitis[J]. Neurology, 2012, 79(21): 2133-2139.

[6]MADHUGIRI V S, SASTRI B V, BHAGAVATULA I D, et al.

Posterior fossa subdural empyema in children-management and outcome[J]. Child's nervous system, 2011, 27(1): 137-144.

[7] SUTHAR R, SANKHYAN N. Bacterial infections of the central nervous system[J]. Indian journal of pediatrics, 2019, 86(1): 60-69.

[8] BECKHAM J D, TYLER K L. Neuro-intensive care of patients with acute CNS infections[J]. Neurotherapeutics, 2012, 9(1): 124-138.

[9] WIDDRINGTON J D, BOND H, SCHWAB U, et al. Pyogenic brain abscess and subdural empyema: presentation, management, and factors predicting outcome[J]. Infection, 2018, 46(6): 785-792.

[10] FRENCH H, SCHAEFER N, KEIJZERS G, et al. Intracranial subdural empyema: a 10-year case series[J]. Ochsner journal, 2014, 14(2): 188-194.

[11] NATHOO N, NADVI S S, GOUWS E, et al. Craniotomy improves outcomes for cranial subdural empyemas: computed tomography-era experience with 699 patients[J]. Neurosurgery, 2001, 49(4): 872-878.

[12] KIM Y S, JOO S P, SONG D J, et al. Delayed intracranial subdural empyema following burr hole drainage: case series and literature review[J]. Medicine (Baltimore), 2018, 97(18): e0664.

[13] YILMAZ N, KIYMAZ N, YILMAZ C, et al. Surgical treatment outcome of subdural empyema: a clinical study[J]. Journal of neurosurgery: pediatrics, 2006, 42(5): 293-298.

[14] DILL S R, COBBS C G, MCDONALD C K. Subdural empyema: analysis of 32 cases and review[J]. Clinical infectious diseases, 1995, 20(2): 372-386.

(作者:李怡)

低颅压头痛

一、病例分享

❶ 初步病史

患者男性,49 岁,因"头痛 2 个月,加重 4 天,意识障碍 2 天"于 2017 年 11 月 7 日收入院。患者 10 年前曾患多发性骨髓瘤,行自体干细胞移植治疗,已达临床治愈标准。

❷ 病史演变

患者 2 个月前无明显诱因出现头痛,坐位明显,平卧位可减轻,伴恶心,时有呕吐,呕吐呈喷射性,因此就诊于北京大学人民医院,行颅脑 MRI 示双侧基底节区、半卵圆中心少许腔隙灶,双侧筛窦轻度炎症,左侧上颌窦囊肿。因未发现特别异常,未予特别治疗。4 天前患者自觉头痛症状加重,遂就诊于禹城市人民医院,行颅脑 CT 示双侧慢性硬膜下血肿,行腰穿测颅压低于 20 mmH$_2$O,予补盐水治疗后症状减轻。2 天前患者出现意识障碍,表现为嗜睡,呼之无应答,无肢体抽搐,遂就诊于我院急诊,行颅脑 CT 示双侧额、颞、顶骨骨板下见弧形混杂密度影,考虑为"慢性硬膜下血肿"。为进一步诊治,门诊以"低颅压综合征"收入病房。患者自发病以来食欲缺乏,体重下降了 10 kg。

❸ 检查评估

入院查体：患者神清语利，淡默。心肺腹（－）；除双侧 Babinski 征和双 Chaddock 征（＋）；颈抵抗，双 Kernig 征（＋），余（－）。2017 年 11 月 3 日脑 CT（禹城市人民医院）示双侧慢性硬膜下血肿；2017 年 11 月 3 日腰穿（禹城市人民医院）示颅压低于 20 mmH_2O；脑脊液无色透明，葡萄糖 3.9 mmol/L，氯离子 122 mmol/L，蛋白475 mg/L。2017 年 11 月 15 日行腰椎穿刺术并注入生理盐水 25 mL，测脑压低于5 mmH_2O；脑脊液化验示白细胞 12/mL，红细胞（＋＋），中性粒细胞少许，色氨酸试验（－），墨汁染色（－），乳酸定量 2.0 mmol/L，葡萄糖 5.13 mmol/L，氯离子 123 mmol/L，蛋白质 0.62 g/L。2017 年 11 月 16 日上午，患者意识障碍加重，转为昏睡状态，压眶有反应，且体温升高达37.9 ℃；复查脑和胸腹盆 CT 示双侧慢性硬膜下血肿，脑干后部钙化灶，筛窦炎，双侧胸膜增厚，双肺纤维灶，胆囊炎，右肾钙化灶可能性大。2017 年 11 月 16 日晚上，患者陷入深昏迷，鼾式呼吸；双侧瞳孔直径 5 mm，对光反射消失，双侧 Babinski 征（＋），双肺闻及痰鸣音。行血气分析示 pH 值 7.41，PaO_2 58.7 mmHg，血糖7.8 mmol/L，血乳酸 1.4 mmol/L。急请内科住院总医师和重症医学科医师会诊，并请麻醉科行气管插管，请神经外科行急症硬脑膜下血肿钻孔引流术。术后在 ICU 病房密切监护治疗。次日清晨，患者意识转清，GCS 评分 15 分，四肢肌力 5 级，肌张力正常。于 11 月 18 日拔硬膜下引流管，11 月 19 日拔经口气管插管。11 月 22 日转回神经内科病房。此后患者病情尚稳定，意识清，于 11 月 27 日椎管内注射造影剂，以查脑脊液漏点，未见；遂行 MRI 全脊柱水成像，仍无阳性发现。复查脑 MRI 示除低颅压综合征表现外，脑桥、胼胝体压部左半、左额叶多发异常信号，考虑缺血性梗死灶的可能。由于保守治疗效果差，且此前出现了生命体征不稳，于 2017 年 12 月 6 日行硬膜外自体血补片治疗，选 T11～T12 椎间隙为穿刺点，向头侧注射含造影剂的自体血 16 mL，向尾侧注射 8 mL，造影剂分别延伸至 T8～L3 水平。患者术中未见明显不适，术后出现轻微头痛、右侧直腿抬高试验阳性等神经根刺激症状，予普瑞巴林对症处理。术后第 3 天逐渐抬高头位，头痛不重，于 2017 年 12 月 12 日出院。

❹ 鉴别诊断

(1)颅高压综合征：二者都以头痛为主要表现，但程度不一。颅高压综合征常表现为直立后头痛减轻,而平卧位症状加重,与自发性低颅压(spontaneous intracranial hypotension,SIH)相反。另外,颅高压综合征常同时合并呕吐、视盘水肿而构成三联征,SIH常无后两者表现。特发性颅高压综合征影像学常无特殊发现,若继发于肿瘤、感染等的颅高压综合征,影像学会有相应的病变特征。而SIH特征性颅脑影像学表现为硬脑膜均匀、弥漫强化,可资鉴别。

(2)其他引起硬脑膜强化的疾病:如脑膜癌病、中枢神经系统血管炎、颅内感染等。其硬脑膜强化的模式通常为结节样或肿块样强化,并非SIH的均匀、弥漫性强化,可以鉴别;此外,颅内感染往往是软脑膜强化,而非硬脑膜强化,可以鉴别。

❺ 治疗详情和预后

患者入院时SIH诊断明确。先嘱其绝对卧床,头低脚高位,每日补生理盐水3 L,用甲强龙80 mg静滴,每日一次,效果不明显。在腰穿注射生理盐水后,病情继续加重至脑疝形成,深昏迷。神经外科急症行硬膜下血肿清除术,并予脊髓造影检查,仍未发现漏点。血肿清除术后患者意识转清晰,接着完成硬膜外自体血补片治疗。治疗后复诊,患者的头痛消失,颅脑影像学呈现SIH的特征均消失(见图1)。

二、分析讨论

SIH最早由一名德国神经科医生乔治·沙尔腾布兰德(George Schaltenbrand)描述,它是由于包裹神经组织的硬膜缺损引起持续的脑脊液外漏,从而导致脑脊液容积和压力低。SIH会引起脑组织"下沉",从而出现头痛、硬膜下积液,重者发生脑疝。

SIH最常见症状是直立性头痛[1],此外,50%的病例出现耳聋、项强、畏光、恶心,少见症状是由于脑"下沉"牵拉引起的颅神经损伤[2],约6%的患者出现脑脊液漏点处的神经根病损症状[3]。虽然直立性头痛是SIH的标志性症状,但当头痛缺乏"直立性"特征时,如果颅脑影像学等提示SIH,仍不能除外SIH诊断[4]。鉴于此,SIH可能在慢性头痛患者中被低估诊断。

SIH的病因大多证实由硬脊膜局部病损导致。有些是由于钙化骨赘或椎间盘突出,使腹侧份硬膜撕裂而发生脑脊液漏;有些是由于神经根脊膜憩室引起;

也有继发于脑脊液-静脉瘘者[5]。约 1/3 的患者有外伤史,2/3 的患者通过检查发现结缔组织障碍。SIH 拟行手术治疗前,应该尽可能找到硬膜缺损的位点、漏液的憩室[6]或沿神经根完全没有硬膜被覆处[7]。SIH 的发生究竟是低脑脊液压力引起,还是低脑脊液容量引起,仍存争议:一方面,ISH 的脑脊液开放压力常常正常,提示容积问题存在;另一方面,明确脑脊液鼻漏/耳漏者,并不发生 SIH,说明 SIH 发生不仅是脑脊液容量问题。

　　SIH 的影像学检查应包括颅脑和脊柱两部分:颅脑影像是显示脑脊液漏的后果,对 SIH 诊断有帮助;脊柱影像主要用于寻找脑脊液的漏点。颅脑 MRI 有 5 个特征性改变[2,8]:①硬脑膜强化:80% 的 SIH 病例会出现,是由于硬膜下血管充血扩张引起;②硬膜下积液:3/5 是积液,2/5 是血肿,极严重病例需要紧急行血肿清除术,如本例;③静脉结构充盈:尤其注意横窦下界,治疗前、后可由凸形变为凹形[8];④垂体充血:使垂体体积增大,高度可达 8～11 mm,易被误诊为垂体腺瘤[9],还要注意与孕期生理性扩大相鉴别。⑤矢状位脑结构下垂(脚间池和脑桥前池消失)。值得注意的是,仍有 20% 的 SIH 患者脑 MRI 正常[10]。

　　脊柱影像检查非常重要,既可帮助确定诊断,又可以指导治疗。由于研究所选病例不同、影像手段不同,目前报告脊柱成像发现漏点的比例约在 50%,因此相当多的病例是可以从脊柱影像检查中获益的,毕竟有靶向的"硬膜外补片治疗"疗效好于盲穿。CT 脊髓造影(CT myelography,CTM)曾被认为是寻找脑脊液漏点的诊断"金标准",但随着全脊柱 T2WI 磁共振脊髓成像(Whole-spine heavily T2-weighted magnetic resonance myelography,MRM)的出现,后者由于不需要注射对比剂,不接触射线等优势,已越来越多地应用于临床[11]。CTM/MRM 是在硬膜外腔寻找脑脊液积聚的点,这个位点可能就是脑脊液漏点[12-14]。如果可确定"破口",则可以局部行"血液补片"治疗。对于未能确定漏点的患者,可以进行更准确的脊髓造影检查以寻找漏点。

　　腰穿对于诊断 SIH 无帮助。虽然多数 SIH 患者脑压小于 60 mmH$_2$O,但也可以正常。脑脊液淋巴细胞增多(甚至可以大于 200/mL),由于硬膜下血管扩张、渗透性增加,脑脊液可以黄变。因此,SIH 的诊断是通过症状、体征,再联合相应的影像学改变而作出,并不需要腰穿测脑压确定诊断[2,15]。

　　硬膜外血液补片(epidural blood patch,EBP)治疗是 SIH 的一线治疗方法。关于 EBP,要了解两个事实:一是首次 EBP 治疗的成功率为 30%～70%[16-18]。有些患者是首次治疗后无效,为缓解症状不得不进行再次 EBP 治疗;而有些患者则是首次治疗获得改善,此后复发,再次进行 EBP 治疗。二是 EBP 治疗后症状的缓解不是立竿见影。由于 SIH 易误诊漏诊,可能有症状后很长时间才开始治疗[19]。由于 EBP 的时间距离发生脑脊液漏间隔时间长,治疗时人体已经出现代偿性改变,如颅内和脊旁静脉扩张、脑脊液分泌减少,甚至有合并静脉窦血栓形成、脑脊液-静脉瘘的病例。因此,EBP 后上述代偿性改变不会立即逆转,从而影响症状的快速改善。通常建议 EBP 治疗后的第一周观察症状有无改善(见图 1)。

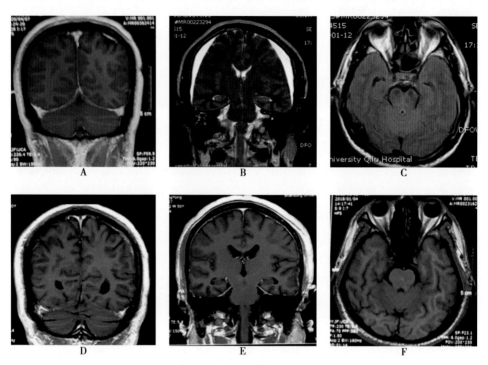

图 1　硬膜外自体血补片治疗前(图 A、B、C)后(图 D、E、F)对比

图 A、B、C 为 EBP 治疗前:T1-Gd 强化示广泛、均匀的硬脑膜强化(图 A);冠状位 T2WI 序列示双侧硬膜下积液(图 B);由于脑组织"下沉",FLAIR 序列示脚间池与脑干周围脑池明显减小(图 C)。图 D、E、F 为 EBP 治疗后:T1-Gd 强化后广泛、均匀的硬脑膜征消失(图 D);T1-Gd 强化示双侧硬膜下积液消失(图 E);治疗后脑组织"下沉"改善,T1WI 序列示脚间池与脑干周围脑池容积逐渐恢复(图 F)。

严格卧床休息、大量补液、应用咖啡因、静脉使用茶碱或激素等保守治疗疗效有很大的不确定性,有可能给患者带来很大的社会和经济损失,因为有研究发现,2/3 的患者 6 个月时仍有症状;1/3 的患者 2 年时还有症状[20]。有一项对 178 例病例的观察研究发现,仅 8% 的患者通过保守治疗自愈[21]。因此,如果保守治疗 7 天后,症状无改善,和(或)复查颅脑影像学检查提示加重,则及时行 EBP 治疗是有必要的。

对于占位效应明显的硬膜下血肿,常常需要紧急施行血肿清除术,以挽救患者的生命。但有研究发现,昏迷的 SIH 患者如果在 EBP 治疗前行单纯硬膜下血肿清除术,有些患者的症状会进一步加重。因为当脑脊液漏未得到修复时,若从上方打开硬脑膜行血肿引流治疗,在大气压的作用下,患者的间脑-中脑移位将进一步加重。因此,建议先后或同时行硬膜下血肿清除术和 EBP 治疗,以使昏迷的 SIH 患者达到最大改善[22]。对由于钙化骨赘或椎间盘突出导致的高流量脑脊液漏、脑脊液-静脉瘘,往往需要进行外科治疗,以获得永久治愈[23-24]。

三、病例启示

(1)对 SIH 的诊断,腰穿无益,还有很高的加重病情的风险。SIH 诊断依靠症状、特征性的颅脑影像和脊柱影像学综合判断。

(2)当硬膜下血肿已使患者生命体征不稳定时,必须及时行硬膜下血肿清除术,先稳定生命体征,再尽早行 EBP 治疗,二者缺一不可。

(3)脊柱影像学检查应常规进行,尽管有些病例(如本例)的脊柱检查是阴性结果。

参考文献

[1]MOKRI B, PIEPGRAS D G, MILLER G M. Syndrome of orthostatic headaches and diffuse pachymeningeal gadolinium enhancement[J]. Mayo clinic proceedings, 1997, 72(5): 400-413.

[2]SCHIEVINK W I. Spontaneous spinal cerebrospinal fluid leaks and intracranial hypotension[J]. JAMA, 2006, 295(19): 2286-2296.

[3] SCHIEVINK W I, CHU R M, MAYA M M, et al. Spinal manifestations of spontaneous intracranial hypotension [J]. Journal of neurosurgery: spine, 2013, 18(1): 96-101.

[4]SCHIEVINK W I, MAYA M M, LOUY C, et al. Diagnostic criteria for spontaneous spinal CSF leaks and intracranial hypotension[J]. American journal of neuroradiology, 2008, 29(5): 853-856.

[5] SCHIEVINK W I, MAYA M M, JEAN-PIERRE S, et al. A classification system of spontaneous spinal CSF leaks[J]. Neurology, 2016, 87 (7): 673-679.

［6］SCHIEVINK W I, REIMER R, FOLGER W N. Surgical treatment of spontaneous intracranial hypotension associated with a spinal arachnoid diverticulum. case report［J］. Journal of neurosurgery, 1994, 80(4): 736-739.

［7］SCHIEVINK W I, MORREALE V M, ATKINSON J L, et al. Surgical treatment of spontaneous spinal cerebrospinal fluid leaks［J］. Journal of neurosurgery, 1998, 88(2): 243-246.

［8］FARB R I, FORGHANI R, LEE S K, et al. The venous distension sign: a diagnostic sign of intracranial hypotension at MR imaging of the brain ［J］. American journal of neuroradiology, 2007, 28(8): 1489-1493.

［9］ALVAREZ-LINERA J, ESCRIBANO J, BENITO-LEóN J, et al. Pituitary enlargement in patients with intracranial hypotension syndrome［J］. Neurology, 2000, 55(12): 1895-1897.

［10］GRAFF-RADFORD S B, SCHIEVINK W I. High-pressure headaches, low-pressure syndromes, and CSF leaks: diagnosis and management ［J］. Headache, 2014, 54(2): 394-401.

［11］WANG Y F, FUH J L, LIRNG J F, et al. Cerebrospinal fluid leakage and headache after lumbar puncture: a prospective non-invasive imaging study［J］. Brain, 2015, 138(Pt 6): 1492-1498.

［12］TSAI P H, FUH J L, LIRNG J F, et al. Heavily T2-weighted MR myelography in patients with spontaneous intracranial hypotension: a case-control study［J］. Cephalalgia, 2007, 27(8): 929-934.

［13］TSAI P H, FUH J L, LIRNG J F, et al. Comparisons between heavily T2-weighted MR and CT myelography studies in two patients with spontaneous intracranial hypotension［J］. Cephalalgia, 2008, 28(6): 653-657.

［14］WANG Y F, LIRNG J F, FUH J L, et al. Heavily T2-weighted MR myelography vs CT myelography in spontaneous intracranial hypotension［J］. Neurology, 2009, 73(22): 1892-1898.

［15］DAVIDSON B, NASSIRI F, MANSOURI A, et al. Spontaneous intracranial hypotension: a review and introduction of an algorithm for management［J］. World neurosurgery, 2017, 101: 343-349.

［16］SENCAKOVA D, MOKRI B, MCCLELLAND R L. The efficacy of epidural blood patch in spontaneous CSF leaks［J］. Neurology, 2001, 57(10):

1921-1923.

[17] CHUNG S J, LEE J H, IM J H, et al. Short-and long-term outcomes of spontaneous CSF hypovolemia[J]. European journal of neurology, 2005, 54(2): 63-67.

[18] BERROIR S, LOISEL B, DUCROS A, et al. Early epidural blood patch in spontaneous intracranial hypotension[J]. Neurology, 2004, 63(10): 1950-1951.

[19] SCHIEVINK W I. Misdiagnosis of spontaneous intracranial hypotension[J]. Archives of neurology, 2003, 60(12): 1713-1718.

[20] KONG D S, PARK K, NAM D H, et al. Clinical features and long-term results of spontaneous intracranial hypotension[J]. Neurosurgery, 2005, 57(1): 91-96.

[21] WU J W, HSEU S S, FUH J L, et al. Factors predicting response to the first epidural blood patch in spontaneous intracranial hypotension [J]. Brain, 2017, 140(2): 344-352.

[22] TAKAI K, NIIMURA M, HONGO H, et al. Disturbed consciousness and coma: diagnosis and management of intracranial hypotension caused by a spinal cerebrospinal fluid leak[J]. World neurosurgery, 2019, 121: e700-e711.

[23] SCHIEVINK W I, DELINE C R. Headache secondary to intracranial hypotension[J]. Current pain and headache reports, 2014, 18(11): 457.

[24] KRANZ P G, AMRHEIN T J, GRAY L. CSF venous fistulas in spontaneous intracranial hypotension: imaging characteristics on dynamic and CT myelography [J]. American journal of roentgenology, 2017, 209 (6): 1360-1366.

（作者：李怡）

特发性颅内压增高

一、病例分享

❶ 初步病史

患者,男,36 岁,职员,因"发作性头痛 3 个月,视物模糊、变形 2 个月余"于 2019 年 2 月 19 日收入院。

❷ 病情演变

患者于 2018 年 11 月初无明显诱因出现视物模糊,视物变形、重影,偶有头晕,头痛,于 2018 年 11 月 17 日至我院眼科门诊就诊,眼底检查示"双眼视盘边界不清,水肿伴线性出血",测视力左眼 3.6,右眼 3.6,遂以"视盘水肿(双侧)"收入眼科病房住院治疗。完善各项实验室检查,三大常规、凝血系列、肝肾功、血生化等常规指标无异常,风湿系列、HLA-B27、T-Spot 无异常,垂体功能指标示甲状腺功能六项正常,皮质醇 0.75 μg/dL(正常值为 8.7～22.4 μg/dL),ACTH 3.22 pg/mL(正常值为 4.7～48.8 pg/mL),内分泌六项示促卵泡生成素 21.19 mIU/mL(正常值为 1.4～18.1 mIU/mL),促黄体生成素 17.41 mIU/mL(正常值为 1.5～9.3 mIU/mL),雌二醇 6.55 pg/mL(正常值为 25.8～60.7 pg/mL),睾酮 152.04 ng/mL(正常值为 241～827 ng/mL);2018 年 11 月 18 日颅脑 MRI 检查示"空蝶鞍,余无明显异常"(见图 1A);2018 年 11 月 19 日 OCT 检查示"双侧视盘水肿",2018 年 11 月 20 日视野检查示"生理盲点扩大",2018 年 11 月 21 日眼底荧光造影检查诊断为(双侧)视神经炎,建议行腰椎穿刺,测颅内压。2018 年 11 月 22 日颅脑 MRA 未见异常,颅脑 MRV 示"右侧横窦及乙状窦纤细,考虑发育变异的可能性大"。住院后给予甲强龙冲击治疗,500 mg×3 d,然后改成 300 mg×2 d,然后改成 160 mg×2 d,然后改成 80 mg×2 d,然后改成泼尼松 60 mg 每天口服;2018 年 11 月 26 日复查眼底照相示"双眼视盘边界不清,水肿较前减轻,线性出血较前吸收",于 11 月 27 日出院,出院诊断为"视盘水肿",建议院外继续口服泼尼松并逐渐减量。

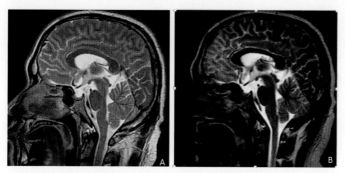

图 1　患者的颅脑 MRI 检查结果,两次颅脑 MRI 均提示空蝶鞍,2019 年 2 月 21 日(图 B)较 2018 年 11 月 18 日(图 A)略有好转

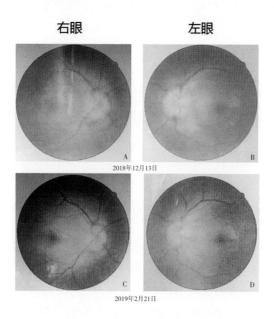

图 2　患者眼底检查,提示双侧视盘边界不清

患者出院后仍有头痛、视物模糊,于 2018 年 12 月 10 日至院保健神经内科住院治疗,入院时泼尼松已减至 30 mg 每天口服。入院查体:双眼视盘边界不清,余神经系统查体无明显阳性体征。入院后完善相关检查,12 月 10 日行腰椎穿刺,测脑压大于 300 mmH$_2$O,蛋白定量 0.54 g/L,脑脊液细胞数、糖定量、免疫球蛋白、脑脊液+血脱髓鞘系列均无明显异常。12 月 13 日眼底照相示"双眼视盘边界不清"(见图 2A~B),12 月 15 日诱发电位检查无异常;12 月 17 日行脑血管造影检查示"右侧横窦未显影,右侧乙状窦纤细"。住院期间给予对症治疗,甘露醇 250 mL,每 12 小时一次,泼尼松继续减量,一周减两片。患者于 2018 年 12 月 20 日出院,出院诊断:①颅内静脉窦狭窄;②颅内压增高。建议定期门诊复查,必要时复查 DSA 及静脉窦测压。

患者出院后病情仍无明显改善,仍有视物模糊,间断头痛,为进一步明确病因,于 2019 年 2 月 19 日收入我院脑血管病房。

患者既往否认高血压、糖尿病等慢病病史,否认肝炎、结核等传染病史,否认特殊药物、毒物接触史,否认酒精及其他药物滥用史,否认冶游史,否认家族性遗传病史。

入院查体:体温 36.4 ℃,脉搏 88 次/分,呼吸 20 次/分,血压 146/96 mmHg,心、肺、腹部查体(一);双眼视盘边界不清,余神经系统查体无明显阳性体征。

❸ 检查评估

2019 年 2 月 20 日行腰椎穿刺,脑压大于 300 mmH$_2$O,蛋白定量 0.68 g/L,脑脊液细胞数、糖定量、免疫球蛋白均无明显异常。2019 年 2 月 21 日行眼底照相示:双眼视盘边界不清(见图 2 C~D)。2019 年 2 月 21 日行颅脑 MRI 平扫+增强示空蝶鞍,较前有好转(见图 1 B)。

❹ 鉴别诊断

该患者的病例特点为:①中年男性,隐匿起病,慢性进行性加重的病程;②主要症状为头痛、视物模糊;③体征:双侧视盘水肿;④腰穿示脑压超过 300 mmH$_2$O,蛋白定量 0.54 g/L,脑脊液细胞数、糖定量、免疫球蛋白、脑脊液+血脱髓鞘系列均无明显异常。12 月 13 日眼底照相示"双眼视盘边界不清",12 月 17 日行脑血管造影检查示"右侧横窦未显影,右侧乙状窦纤细"。鉴别诊断考虑:

（1）特发性颅内压增高（idiopathic intracranial hypertension，IIH）：为不明原因导致的脑脊液分泌-吸收失衡引起，多见于育龄期、较肥胖的女性。诊断标准包括视盘水肿，神经系统查体正常（第Ⅵ对颅神经除外），神经影像检查提示脑实质正常（无脑积水、占位、结构性病变或脑膜强化），完全排除静脉窦血栓形成，脑脊液成分正常，脑脊液初始压力不低于 250 mmH₂O。该患者符合上述诊断标准，因此考虑 IIH 的可能性最大。

（2）颅内静脉回流障碍：如急、慢性静脉窦血栓形成，静脉窦受压等引起静脉回流障碍的常见病因，患者有血液高凝状态的风险因素。颅脑 MRV 或 DSA 检查可明确。该患者前期住院期间曾行颅脑 MRV 及 DSA 检查，未发现静脉窦血栓形成，仅提示右侧横窦未显影。可进一步行脑静脉造影，测量静脉窦狭窄区域的压力梯度，明确横窦狭窄是否为颅内压增高的原因。

（3）硬脑膜动静脉瘘：由于动脉血直接汇入静脉，加重了脑血管的回流负荷，同样可导致颅内压增高。尤其是对男性患者拟诊特发性颅内压增高时，应注意排查外伤或其他原因导致的动静脉畸形。该患者前期住院期间已行脑血管造影检查，故可排除此病。

❺ 治疗详情和预后

给予甘露醇及托拉塞米等药物行脱水降颅压对症治疗，醋甲唑胺抑制脑脊液分泌，应用甲钴胺等营养神经药物。患者于 2019 年 2 月 26 日出院，出院诊断为特发性颅内压增高，建议院外继续口服醋甲唑胺，若出现视力急剧下降，可考虑手术治疗（视神经鞘开窗术或脑脊液分流术）。患者院外未行手术治疗，目前病情稳定，仍有间断头痛，未出现视力急剧下降。

二、分析讨论

特发性颅内压增高（idiopathic intracranial hypertension，IIH）是指无明确病因的孤立性颅内压增高[1]，多见于育龄期、较肥胖（BMI＞25）的女性，一般人群的发病率为（0.5～2）/（10 万·年）；而育龄期女性的发病率可增至（12～20）/（10万·年）；平均诊断年龄为 25～36 岁，女性占明显优势[2]。

IIH 的发病机制为脑脊液分泌-吸收失衡[2]，最常见的临床症状包括头痛（76%～94%）、短暂性视觉障碍（68%～72%）、搏动性耳鸣（52%～61%），其余还可包括背痛、头晕、颈痛、视力下降或模糊、认知功能障碍、神经根痛、复视等[3]。影像学检查的主要作用是为了排除其他引起颅内压增高的疾病，首选颅脑 MRI+MRV。IIH 患者最常出现的影像学表现包括空蝶鞍、视神经鞘扩张、视神经迂曲、眼球后部偏平、包括双侧横窦狭窄或优势侧横窦狭窄在内的脑静脉窦变细。眼科检查可出现双侧视盘肿胀，4％的可不对称[4]，需排除假性视盘水肿；可出现视野缺损，包括生理盲点扩大、鼻侧视野缺损、广泛性视野收缩、弓形缺损。

IIH 的诊断标准[3]包括：①视盘水肿；②神经系统查体正常（第Ⅵ对颅神经除外）；③神经影像检查提示脑实质正常（无脑积水、占位、结构性病变或脑膜强化），完全排除静脉窦血栓形成；④脑脊液成分正常；⑤脑脊液初始压力不低于 250 mmH$_2$O。其治疗目的是缓解头痛，消除复视，最大限度地保存视功能。治疗措施包括：①非药物治疗：最主要的为减轻体重；②药物治疗：碳酸酐酶抑制剂，如乙酰唑胺、醋甲唑胺可减少脑脊液分泌，不良反应包括腹泻、味觉障碍、疲劳、恶心、耳鸣等；托吡酯除能轻度抑制碳酸酐酶，还能抑制食欲，治疗偏头痛，它的不良反应包括抑郁、认知障碍、降低避孕药功效以及致畸风险等；③手术治疗：包括脑脊液分流术及视神经鞘开窗术。

三、病例启示

由于存在临床上的不确定性，IIH 很容易被误诊。对有视盘水肿的患者，需进行以下评估：

（1）必须测量血压，以排除恶性高血压（指舒张压不低于 120 mmHg 或收缩压不低于 180 mmHg）。

（2）眼科检查：包括视力、瞳孔检查、眼压、正规视野检查、散瞳后的眼底检查，对视盘水肿程度进行分级，并排除视盘肿胀相关的眼部原因。

（3）神经系统检查：记录颅神经检查结果；除了第 6 对颅神经麻痹外，IIH 通常不应有颅神经受累；若累及其他颅神经和（或）其他病理性结果发现，应考虑其他诊断。

（4）神经成像检查：应在 24 小时内急行颅脑 MRI/CT 检查；应没有提示脑积水、占位、结构性或血管性病变以及异常脑膜增强的证据；应在 24 小时内行 MRV 检查，以排除脑静脉窦血栓形成。

（5）神经影像检查中可看到颅内压升高的征象，如空蝶鞍、视神经迂曲、视神经鞘扩张、眼球后部扁平、横窦狭窄等,但对 IIH 不具有确诊意义。

参考文献

[1]SIVASANKAR R，PANT R，INDRAJIT I K，et al. Imaging and interventions in idiopathic intracranial hypertension：a pictorial essay[J]. Indian journal of radiology and imaging，2015，25(4)：439-444.

[2]MARKEY K A, MOLLAN S P, JENSEN R H，et al. Understanding idiopathic intracranial hypertension：mechanisms，management，and future directions[J]. Lancet neurology，2016，15(1)：78-91.

[3] MOLLAN S P, DAVIES B, SILVER N C, et al. Idiopathic intracranial hypertension：consensus guidelines on management[J]. Journal of neurology，neurosurgery and psychiatry，2018，89(10)：1088-1100.

[4]HOFFMANN J，MOLLAN S P，PAEMELEIRE K，et al. European headache federation guideline on idiopathic intracranial hypertension[J]. The journal of headache and pain，2018，19(1)：93.

(作者:刘颖)

案例
26

成人Ⅱ型瓜氨酸血症

一、病例分享

❶ 初步病史

患者,男性,49岁,无业,因"发作性精神行为异常4年,加重19天"入院,幼时曾患肝炎。于当地医院行胸部CT示"肺占位"。患者系领养,但家族成员仍有联系,家族中无类似患者。

❷ 病情演变

患者4年前无明显诱因出现发作性精神行为异常,表现为发作时不认识家人,胡言乱语,精神错乱,烦躁不安,有性格改变,伴呕吐、步态不稳。患者的上述症状可自行缓解。患者曾去多家当地精神卫生中心及综合医院就诊,未予明确诊断。之后患者于每年6月上述症状频发,入秋后逐渐恢复正常。19天前患者上述症状再次发作,就诊于当地医院,行颅脑MRI示广泛皮层病灶。给予输液治疗(具体不详)4天后,患者无明显诱因出现发作性意识丧失,双眼上翻,双手紧握,四肢伸直,持续数分钟后缓解。继续输液治疗5天后症状未见好转,患者出院。出院后,患者于家中再次发作一次意识丧失,双眼上翻,双手紧握,四肢伸直,拨打120送至当地精神病院,给予抗痫药(具体不详)治疗后病情有所好转。患者可自行进食,可回答简单提问,但仍不认识家人。住院期间因再次抽搐发作,转至当地综合医院治疗,予以抗血小板、改善循环等治疗(具体不详),患者症状仍无明显好转，遂就诊于我院急诊。急诊上给予苯巴比妥及补液等对症治疗后，收入病房。

❸ 检查评估

入院查体：患者镇静状态，双侧瞳孔等大等圆，直径 2 mm，对光反射灵敏，双侧鼻唇沟对称。四肢肌张力正常，双侧肱二头肌反射等叩（＋），双侧膝反射等扣（＋），双侧巴宾斯基征（＋）；颈软，克尼格征（－），余查体不合作。入院诊断：①精神行为异常，原因待查；②肺占位性病变。入院后脑脊液检查均正常。本院腹部 CT 未见明显肝实质损害及门体分流。脑电图结论：高度不正常（广泛性低中波幅慢波）。血液化验示：白细胞 14.73×10⁹/L，中性粒细胞 89.80%，血氨 138 μmol/L（正常值为 9～33 μmol/L），血乳酸 2.34 mmol/L（正常值为 0.5～2.2 mmol/L），血同型半胱氨酸 20.5 μmol/L（正常值小于 15 μmol/L），C 反应蛋白 120 mg/L（正常值小于 6 mg/L），血沉 41.00 mm/h（正常值为 0～15 mm/h），PCT 1.250 ng/mL（正常值小于 0.1 ng/mL），血瓜氨酸 285.76 μmol/L（正常值为 9.63～64.17 μmol/L）。肝肾功、生化、心肌酶、甲功、风湿系列、血清铜、铜蓝蛋白未见明显异常。乙肝、丙肝、梅毒、艾滋病病毒、布氏杆菌、乙脑、麻疹、风疹等感染指标也未见异常。入院颅脑 MRI 平扫加增强显示双侧大脑半球多发异常信号（见图 1）。

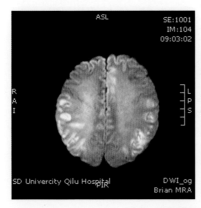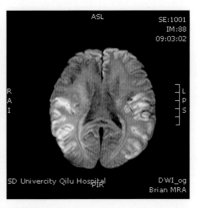

图 1　患者的大脑 MRI（一）

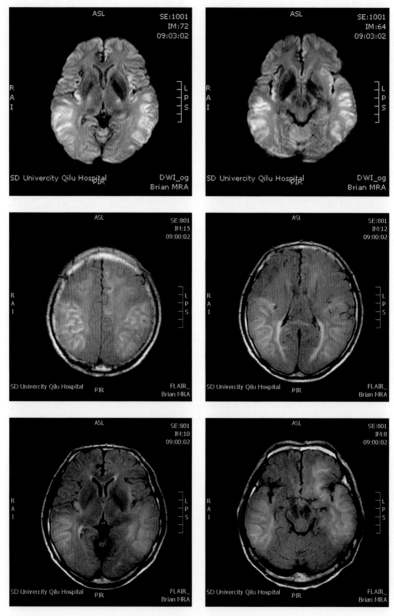

图 1 患者的大脑 MRI(二)

根据患者幼年有肝炎病史,平素喜食豆类,中年发病,临床上波动性的神经精神异常,血氨和血瓜氨酸升高,高度怀疑患者为成人Ⅱ型瓜氨酸血症(adult-onset type Ⅱ citrullinemia,CTLN2)。抽血送全外显子二代测序,1个月后全外显子二代测序表明患者为 CTLN2 致病基因 *SLC25A13* 的 c.615＋5G＞A 纯合突变(见图 2)。

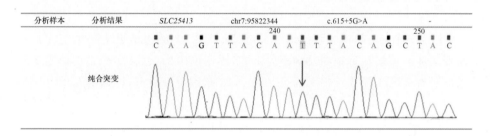

| 主要检测结果 | | | | | | | | |
基因/转录本	基因亚区	突变信息	突变类型	致病性分类	遗传方式	疾病/表型	RS号	文献
SLC25A13 NM_001160210.1	□S 6	c.615+5G>A -	Hom	Pathogenic	AR	瓜氨酸血症2型	rs80338717	1

分析样本	分析结果	*SLC25413*	chr7:95822344	c.615+5G>A	-

图 2　患者的 *SLC25A13* 基因测序结果

❹ 鉴别诊断

本例患者需要与其他引起高氨血症的疾病相鉴别:首先应排除肝脏疾病或门体分流引起的高氨血症,其次应与其他引起高氨血症的遗传代谢病相鉴别。本例患者发现血氨升高和特征性的颅脑影像学表现后,首先完善了腹部超声、CT 和肝炎的化验检测,排除了肝脏疾病和门体分流。随后的血尿有机酸检测发现瓜氨酸升高后,高度提示 CTLN2 的诊断,并被最终的基因检测结果所证实。

❺ 治疗详情及预后

治疗上给予精氨酸、门冬氨酸、鸟氨酸、枯草杆菌二联活菌、乳果糖降血氨,头孢曲松抗感染,奥卡西平抗癫痫发作及对症支持治疗。同时注意避免高糖饮食以及静脉输注葡萄糖和果糖,以免加重患者的代谢紊乱。患者经上述治疗后病情稳定出院。

二、分析讨论

❶ 遗传学及临床特征

CTLN2 首先由日本学者报道[1]，目前对 CTLN2 的报道也主要集中在日本等东亚地区。该病在日本的发病率为 1/23 万～1/10 万。CTLN2 是由位于 7 号染色体长臂 2 区 1 带 3 亚带上的 *SLC 25 A 13* 基因突变引起，已知的基因突变类型包括 c.851-854del 突变（c.851del4）、c.171I＋IG＞A、c.615＋5G＞A 和 IVS16ins 3 kb 等 13 种[2]。在我国最常见的基因突变类型为 c.851del4 或 c.615＋5G＞A。

SLC 25 A 13 基因编码的 Citrin 蛋白主要在肝脏表达，因此 *SLC 25 A 13* 基因突变引起的 Citrin 蛋白缺乏病是一种局限于肝脏的疾病。根据发病年龄不同，Citrin 蛋白缺乏病会导致新生儿肝内胆汁淤积症（neonatal intrahepatic cholestasis caused by citrin deficiency，NICCD）、特殊饮食偏好代偿期和 CTLN2。NICCD 通常发生在 1 岁以下的新生儿，表现为黄疸、胆汁淤积、氨基酸血症、半乳糖血症、低蛋白血症、脂肪肝和肝功能异常，患儿大多可在发病第一年自愈[3]。特殊饮食偏好代偿期发生在 1 岁以后的婴儿，表现为特殊的饮食偏好，低血糖，脂肪肝，易疲劳，体重减轻和神经精神症状，严重的患儿可表现为婴儿型发育迟滞和血脂异常（failure to thrive and dyslipidemia caused by citrin dedifiency，FTTDCD）。在此阶段，正确的饮食方案可阻止疾病的进一步发展。少数患儿数十年后可发展为 CTLN2。

CTLN2 患者 20～70 岁均可发病，男女比例约为 2.4：1。患者主要的临床特征为：①由高氨血症引发的波动性神经精神症状，比如定向障碍、谵妄、行为异常（攻击行为、易激惹等）、抽搐和意识障碍（嗜睡、昏迷）。患者通常在清晨表现正常，但会在餐后出现血氨升高，并在傍晚时表现为谵妄和行为异常。②CTLN2 患者常有特殊的饮食偏好，如喜食豆类、花生，不喜食碳水化合物，不耐受酒精。③CTLN2 患者通常消瘦，体重指数低于 20 kg/m²。④约 10% 的患者会出现严重的脑外并发症，如胰腺炎、高脂血症和肝细胞瘤，若不及时治疗，患者常因脑水肿导致死亡。

❷ 发病机制

　　人体内的氨主要通过两条途径排出体外：第一条是尿素循环途径，第二条是谷氨酰胺合成途径[4]，如图 3 所示。

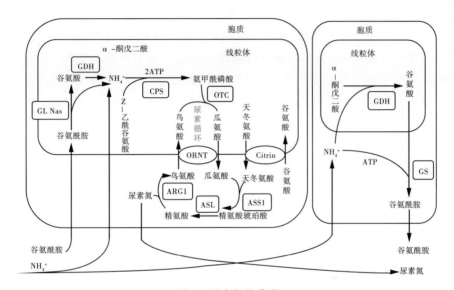

图 3　肝内氨的代谢

　　图中：GLNase 为谷氨酰胺酶，GDH 为谷氨酸脱氢酶，CPS 为氨甲酰磷酸合成酶，ASS1 为精氨酸琥珀酸合成酶，ASL 为精氨酸琥珀酸裂解酶，ARG1 为精氨酸酶，Citrin 希特林蛋白，ORNT 为鸟氨酸转运体。

　　尿素循环途径将蛋白质或其他含氮分子在体内代谢产生的氨转化成尿素排出体外，该过程发生在门静脉周围的肝细胞内，对高浓度的氨具有亲和性，当人体内氨浓度较高时可发挥解毒作用。尿素循环途径的顺利完成需要 6 种关键酶以及 Citrin 蛋白和鸟氨酸转运体（ornithine transporter，ORNT）这 2 种载体蛋白共同参与。任何一种酶或载体蛋白的功能异常都会导致尿素循环障碍（urea cycle disorders，UCD），最终引起血氨升高及缺陷部位前序底物的蓄积[5]。这一类疾病统称为"尿素循环障碍疾病"。在尿素循环障碍通路中，如限速酶越处于代谢通路的上游，则功能障碍程度越重，发病年龄越早。谷氨酰胺合成途径发生在肝静脉周围的肝细胞内，它对低浓度的氨有亲和性，因此能维持血氨于较低的生理浓度。该途径的受损也会引起高氨血症。除了遗传代谢性的原因，当存在后天肝脏疾病和（或）门体分流时，门静脉中的氨等毒素无法经肝脏解毒直接进入体循环,也会引起高氨血症。此外,许多情况也可以诱发高氨血症,比如高蛋白摄入,消化道出血、肾衰竭以及服用丙戊酸等。

SLC25A13 基因编码的 Citrin 蛋白是线粒体内膜上的天冬氨酸/谷氨酸载体,其生理功能是将天冬氨酸转运至胞质内,同时将谷氨酸转运至线粒体内。*SLC25A13* 基因突变引起 Citrin 蛋白功能缺失后,胞质内天冬氨酸减少,尿素循环中的精氨酸琥珀酸合成酶(argininosuccinate synthase 1,ASS1)活性受到抑制(可低于正常人的 20%),造成氨和瓜氨酸在血液中蓄积[6]。近年来的研究发现,除了 ASS1 活性下降,谷氨酰胺合成通路的限速酶谷氨酰胺合成酶(glutamine synthase,GS)的活性也受到了抑制,进一步加剧了血氨的清除障碍。GS 活性受损可能是由于肝细胞内 ATP 和(或)底物含量下降引起的。

除了参与尿素循环,由 Citrin 蛋白转运至胞质内的天冬氨酸还参与了苹果酸-天冬氨酸穿梭(Malate-aspartate shuttle,MAS)[7],如图 4 所示。

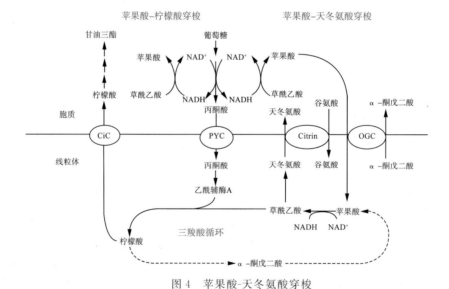

图 4 苹果酸-天冬氨酸穿梭

图中:CiC 为柠檬酸载体,Pyc 为丙酮酸载体,Citrin 为希特林蛋白,OGC 为酮戊二酸载体。

MAS 可将胞质内的 NADH 转运至线粒体内,减少胞质内的 NADH/NAD$^+$ 比率。Citrin 蛋白功能缺失后,胞质内天冬氨酸减少,MAS 受损,造成胞质内 NADH/NAD$^+$ 比率增加,抑制肝脏内的糖酵解。肝细胞内的苹果酸-柠檬酸穿梭(malate-citrate shuttle,MCS)同样具有将胞质内的 NADH 转运至线粒体内,减少胞质内 NADH/NAD$^+$ 比率的作用,因此 MCS 可代偿 CTLN2 患者因 MAS 受损引起的 NADH/NAD$^+$ 比率增加。但当摄入高糖食物时，糖酵解激活，可减弱 MCS 的代偿机制而加重 CTLN2 患者的症状。豆类和花生是天冬氨酸和天冬酰胺含量最高的食物，它们的摄入可有效弥补 CTLN2 患者肝细胞胞质内天冬氨酸的不足，从而代偿 MAS 的功能损害，降低胞质内 NADH/NAD$^+$ 比率[9]，这也许可以解释为什么 CTLN2 患者对豆类和花生有特别的嗜好。

❸ 鉴别诊断

由于 CTLN2 患者主要表现为高氨血症引起的神经精神症状，因此需要与其他导致血氨增高的疾病相鉴别。

（1）迟发型鸟氨酸氨甲酰基转移酶缺乏症（ornithine transcarbamylase deficiency，OTCD）是最常见的遗传性尿素循环障碍疾病，它是由尿素循环中的第二个关键酶鸟氨酸氨甲酰基转移酶（ornithine transcarbamylase，OTC）缺陷引起的。OTCD 呈 X 连锁不完全显性遗传，故患者多为男性。OTC 可催化氨甲酰磷酸和鸟氨酸生成瓜氨酸，随后再生成精氨酸及尿素。OTC 缺陷时，由于氨甲酰磷酸蓄积，乳清酸磷酸核糖焦磷酸转移酶活性受到抑制，导致嘧啶和乳清酸蓄积并随尿液排出。尿素循环通路受损可激活谷氨酰胺合成通路，引起谷氨酰胺和谷氨酸异常升高，故 OTCD 患者除高氨血症外，还会出现特征性的低瓜氨酸、低精氨酸、高谷氨酸血症，以及尿乳清酸和嘧啶升高[10]。迟发型 OTCD 多在幼儿或青少年期起病。

（2）瓜氨酸血症Ⅰ型（citrullinemia type Ⅰ，CTLN1），即经典型瓜氨酸血症，是由尿素循环中的第三个关键酶精氨酸琥珀酸合成酶（argininosuccinate synthase 1，ASS1）缺陷引起的。CTLN1 是由位于 9 号染色体上的 ASS1 基因突变引起的，呈常染色体隐性遗传。因 ASS1 活性明显下降，会造成血氨显著升高，血瓜氨酸浓度可大于 $1000\ \mu mol/L$。CTLN1 患者通常在新生儿期起病，多在婴儿期死亡，死亡率极高。

（3）其他遗传代谢病，包括线粒体脑肌病、有机酸血症、肝豆状核变性（Wilson 病）、半乳糖血症、脂肪酸代谢异常和糖原累积病等，也会引起血氨升高。应根据患者的临床特征给予有针对性的血液、尿液检验和组织病理学检查。

（4）后天因素引起的肝脏疾病和门体分流，也会引起血氨升高，造成肝性脑病的表现。患者常有相关疾病的病史，应给予相应的影像学和组织病理学检查。

❹ 治疗详情

CTLN2 患者不能采用传统高氨血症的饮食治疗方法,如低蛋白、高碳水化合物,而应采用高蛋白、高脂肪、低碳水化合物饮食[11]。CTLN2 患者特殊的饮食偏好可能是肝脏代谢信息对大脑的反馈,以代偿肝脏的能量不足。有研究通过对营养的分析发现,蛋白、脂肪、糖类的饮食比例在正常日本人群中为(10%~15%):(25%~35%):(50%~60%),在 CTLN2 患者中该比例为(15%~25%):(40%~50%):(30%~40%)[9]。由于蛋白质和脂肪的代谢不受胞质内 $NADH/NAD^+$ 比率的影响,它们可以通过向肝细胞提供能量而代偿 CTLN2 患者肝细胞的能量缺乏及代谢紊乱。中链甘油三酯(median chain triacylglycerol,MCT)加低碳水化合物的饮食方案能为 CTLN2 患者肝细胞内的 ASS1 和 GS 提供能量和底物,促进肝细胞对氨的解毒作用。有文献报道,特殊饮食偏好代偿期的患儿通过 MCT 加低碳水化合物的饮食方案可有效阻止该病进展为 CTLN2[12]。精氨酸和门冬氨酸、鸟氨酸的摄入可加速尿素循环,丙酮酸钠可降低 $NADH/NAD^+$ 和乳酸/丙酮酸的比率,解除对尿素循环的抑制,二者均可有效降低 CTLN2 患者的高血氨和肝脏能量代谢紊乱。因此,精氨酸加丙酮酸钠加低碳水化合物的联合治疗方案对治疗 CTLN2 是有效的。此外,CTLN2 患者还应注意避免静脉输注高糖及含支链氨基酸的营养液和甘油果糖。

由于 CTLN2 是一种局限于肝脏的疾病,因此肝移植是目前公认的对 CTLN2 最有效的治疗方法。肝移植可大大提高 CTLN2 患者肝内 Citrin 蛋白和 ASS1 的活性,可从根本上治疗本病。有研究将肝移植治疗和传统药物治疗进行了对比,结果发现肝移植治疗患者的存活率为 100%,而传统药物治疗患者的存活率仅为 48.2%。肝移植分为尸体供者原位肝移植和活体供者肝移植两种,前者因肝源短缺,使其应用受到了限制。在日本,对于 CTLN2 等引起的代谢性肝脏疾病首选的肝移植方法为活体供者肝移植。尽管存在供者亲属为杂合子的情况,但该移植方法的疗效还是得到了肯定[13]。

三、案例启示

对于有发作性神经精神症状,体型消瘦,平素喜食豆类的中青年患者,如果血氨增高,应高度怀疑 CTLN2 的可能。应及时行血/尿有机酸、尿素循环酶活性和尿素循环障碍相关基因的检测。若有阳性发现,就可以确诊此病。一旦确诊,要给予患者正确的饮食指导,特别注意减少碳水化合物和葡萄糖、果糖的摄入,避免因此而加重病情。由于 CTLN2 是可治性的遗传代谢病,因此对它的早期识别和诊断显得尤为重要。

参考文献

[1]SAHEKI T，KOBAYASHI K. Mitochondrial aspartate glutamate carrier(citrin) deficiency as the cause of adult-onset type Ⅱ citrullinemia (CTLN2) and idiopathic neonatal hepatitis (NICCD)[J]. Journal of Human Genetics，2002，47(7)：333-341.

[2]WOO H I，PARK H D，LEE Y W. Molecular genetics of citrullinemia types Ⅰ and Ⅱ[J]. Clinica chimica acta，2014，431：1-8.

[3]OHURA T，KOBAYASHI K，TAZAWA Y，et al. Clinical pictures of 75 patients with neonatal intrahepatic cholestasis caused by citrin deficiency (NICCD)[J]. Journal of the inherited metabobic disease，2007，30（2）：139-144.

[4]HAUSSINGER D，SCHLIESS F. Glutamine metabolism and signaling in the liver[J]. Frontiers in bioscience，2007，12：371-391.

[5]HOFFMANN G F，KOLKER S. Defects in amino acid catabolism and the urea cycle[J]. Handbook of clinical neurology，2013，113：1755-1773.

[6]YASUDA T，YAMAGUCHI N，KOBAYASHI K，et al. Identification of two novel mutations in the *SLC25A13* gene and detection of seven mutations in 102 patients with adult-onset type Ⅱ citrullinemia[J]. Journal of human genetics，2000，107(6)：537-545.

[7]PALMIERI L，PARDO B，LASORSA F M，et al. Citrin and aralar1 are Ca^{2+}-stimulated aspartate/glutamate transporters in mitochondria[J]. The EMBO journal，2001，20(18)：5060-5069.

[8]Hayasaka K，Numakura C. Adult-onset type Ⅱ citrullinemia：current insights and therapy[J]. The application of clinical genetics，2018，11：163-170.

[9]SAHEKI T，KOBAYASHI K，TERASHI M，et al. Reduced carbohydrate intake in citrin-deficient subjects[J]. Journal of the inherited

metabolic disease，2008，31(3)：386-394.

[10] SUMMAR M L，MEW N A. Inborn errors of metabolism with hyperammonemia：urea cycle defects and related disorders[J]. Pediatric clinics of north America，2018，65(2)：231-246.

[11] DAHMOUSHI H M，MELHEM E R，VOSSOUGH A. Metabolic，endocrine，and other genetic disorders[J]. Handbook of clinical neurology，2016，136：1221-1259.

[12] OKANO Y，OHURA T，SAKAMOTO O，et al. Current treatment for citrin deficiency during NICCD and adaptation/compensation stages：strategy to prevent CTLN2[J]. Molecular of genetics and metabolism，2019，127(3)：175-183.

[13] KIMURA N，KUBO N，NARUMI S，et al. Liver transplantation versus conservative treatment for adult-onset type Ⅱ citrullinemia：our experience and a review of the literature[J]. Transplantation proceedings，2013，45(9)：3432-3437.

（作者：夏文）

案例
27

脑腱黄瘤病

一、病例分享

❶ 初步病史

　　患者,男性,35岁,农民,因"双下肢无力半年余"入院。患者既往体健,无烟酒等不良嗜好。

❷ 情演变

　　患者于半年多前无明显诱因出现双下肢无力,左侧为重,伴有左侧前额部胀痛,呈阵发性,每次持续10分钟,按摩头部或休息后可自行好转。患者的记忆力下降,但日常生活未受影响。偶然发现双侧跟腱处有皮下包块,左侧较大,无痛痒(出现时间不详)。自述曾血脂较高(未见报告),在当地一直按"颅脑外伤、高脂血症"治疗,效果差。后转入当地某三甲医院,行颅脑MRI示小脑萎缩并双侧内囊后肢、中脑大脑脚、延髓及小脑齿状核对称性异常信号,考虑遗传代谢性疾病。左小腿MRI平扫示左侧跟腱呈梭形明显增粗,信号不均匀增高。为求进一步诊治,患者来我院门诊就诊,收入病房。患者自发病以来饮食、睡眠可,大小便正常,体重无明显变化。

❸ 检查评估

　　入院查体:患者为中年男性,神志清,精神好,发育正常,营养中等。内科查

199

体见左侧跟腱处有一 6 cm×8 cm 大小的皮下包块,活动度可。双肺呼吸音清,未闻及干湿性啰音。心率 112 次/分,心律规整,心音可,各瓣膜听诊区未闻及病理性杂音。腹部平软,无压痛、反跳痛,肝脾肋下未触及,肝脾及肾区无叩击痛。神经系统查体见神志清,精神可,定向力、注意力、计算力、记忆力粗测无明显异常。颅神经征阴性。四肢肌张力正常,双上肢肌力 5 级,双下肢肌力 4 级。双侧肱二头肌反射等扣(＋＋),双侧膝反射等扣(＋)。双侧 Babinski 征(一),Chaddock 征(一),Hoffmann 征(一)。双指鼻、跟膝胫试验稳准,双手轮替动作正常,双侧肌回缩现象无。双侧痛温觉、位置觉、振动觉、皮层感觉均正常。颈无抵抗,Kernig 征(一)。化验结果:血常规示血红蛋白 158.0 g/L(正常值为 115～150 g/L),红细胞压积 45.1%(正常值为 35%～45%)。入院生化检查结果:白蛋白 36.3 g/L(正常值为 40.0～55.0 g/L),碱性磷酸酶 29 U/L(正常值为 45～125 U/L)血清载脂蛋白 B 1.08 g/L(正常值为 0.60～1.00 g/L) 脂蛋白 a 83.00 nmol/L(正常值小于 75.00 nmol/L)。铜 759.620 μg/L(正常值为 800～1500 μg/L)。尿常规:晶体 87.12 p/μL(正常值为 0～6 p/μL),其他类型结晶 23.76 p/μL(正常值为 0～6 p/μL),钙草酸盐结一水合物 33.00 p/μL(正常值为 0～6 p/μL),钙草酸盐结二水合物 29.04 p/μL(正常值为 0～6 p/μL)。大便常规、甲状腺功能、男性肿瘤系列、凝血系列、艾滋病病毒、乙肝五项、铜蓝蛋白均正常。总胆固醇 4.57 mmol/L(正常值为 2.80～6.00 mmol/L)、低密度脂蛋白胆固醇 3.02 mmol/L(正常值为 1.00～3.37 mmol/L)、总胆汁酸 11.6 μmol/L(正常值小于 15.0 μmol/L),甘油三酯 0.85 mmol/L(正常值为 0.30～1.70 mmol/L)。

2017 年 12 月 31 日跟腱超声示双侧跟腱结节样回声。

2018 年 1 月 2 日肌电图示神经源性损害(双下肢周围神经病变,运动神经脱髓鞘为主)。

2017 年 8 月 21 日在临沂市河东区人民医院行颅脑 MRI 示双侧间脑、大脑脚、小脑半球和延髓偏右前侧可见条片状或斑片状长 T1、长 T2 信号,压水像呈高信号,其中延髓病灶 DWI 呈高信号,ADC 呈等信号,脑室系统属正常,中线结构无移位,脑沟裂池无异常改变,所见静脉窦流空良好。垂体区和颅颈联合部无确切异常改变,所见鼻窦、乳突部和眶区无异常信号。印象:双侧间脑、大脑脚、小脑半球和延髓异常信号,建议强化扫描进一步分析(见图 1)。

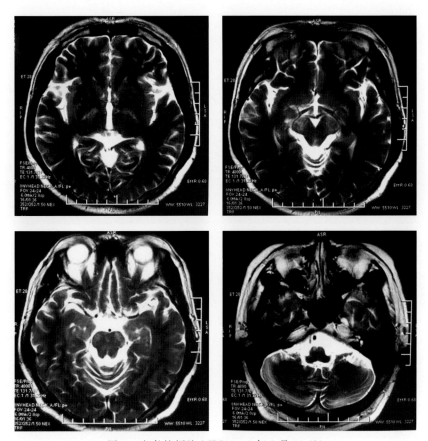

图 1　患者的颅脑 MRI（2017 年 8 月 21 日）

2017 年 12 月 4 日在临沂市人民医院行颅脑 MRI 示双侧内囊后肢、双侧中脑大脑脚、延髓、双侧小脑齿状核对称性长 T1、长 T2 信号，压水高信号，增强未见强化。右侧顶叶示条状长 T1、长 T2 信号，增强扫描明显强化，双侧小脑半球脑沟增宽，脑室系统形态、大小如常。脑沟、脑裂未见明显增宽，中线结构居中。双侧颈内动脉、大脑前/中动脉、双侧椎动脉、基底动脉、大脑后动脉走行、分布如常，未见异常血管，右侧椎动脉稍细（见图 2）。影像诊断：右侧顶叶异常强化灶，考虑发育性静脉畸形小脑萎缩并双侧内囊后肢、中脑大脑脚、延髓及小脑齿状核对称性异常信号，考虑遗传代谢性疾病，建议临床进一步检查颅脑 MRA（未见明显异常）。

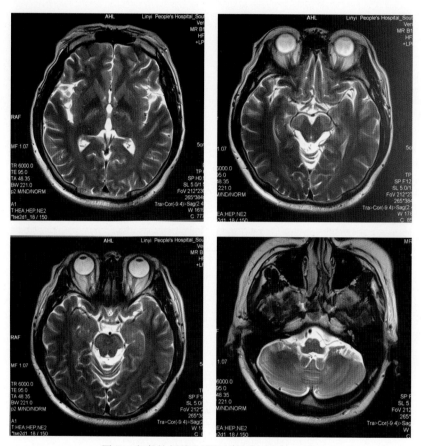

图 2　患者的颅脑 MRI(2017 年 12 月 4 日)

　　2017 年 12 月 4 日在临沂市人民医院行左侧小腿 MRI(平扫)示左侧跟腱呈梭形明显增粗,信号不均匀增高,T1 以等低信号为主,可见片状稍高信号,T2 压脂以等高信号为主,可见片状低信号,T1 稍高信号区、T2 压脂仍呈高信号,病变上下范围约为 11.3 cm,周围软组织 T2 压脂片状信号增高,小腿肌肉及肌腱未见明显异常信号,踝关节间隙少量积液(见图 3)。影像诊断:结合病史及颅脑检查,考虑脑腱黄瘤病的可能性大,请结合临床行相关检查。

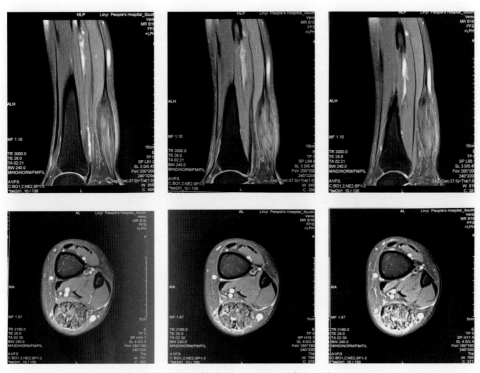

图 3　患者的左侧小腿 MRI(2017 年 12 月 4 日)

2018 年 1 月 3 日左腓肠神经及跟腱包块活检标本光镜所见:HE、改良 Gomori 三色染色显示镜下可见 11 个神经纤维束,1 个神经束内有髓纤维数量减少,仅见一处髓鞘消解腔,3 个神经纤维束内部分有髓纤维增粗,MGT 染色呈红色,未见洋葱球样结构,神经束膜未见增厚,未见血管周围及跨壁炎细胞浸润。PAS 染色未见异常物质沉积。刚果红染色未见淀粉样物质沉积(见图 4 至图 10)。结论:轻度周围神经病变。

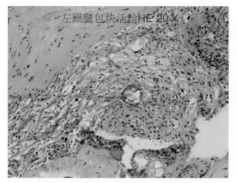

图 4　左跟腱包块活检（HE，20×）

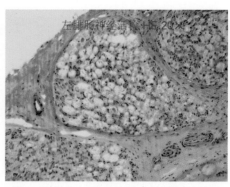

图 5　左腓肠神经活检（HE，20×）

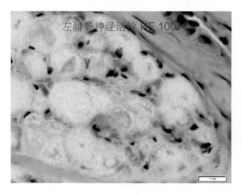

图 6　左腓肠神经活检（HE，100×）

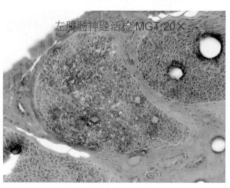

图 7　左腓肠神经活检（MGT，20×）

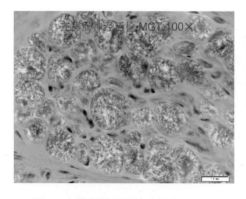

图 8　左腓肠神经活检（MGT，100×）

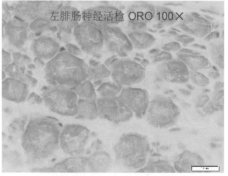

图 9　左腓肠神经活检（ORO，100×）

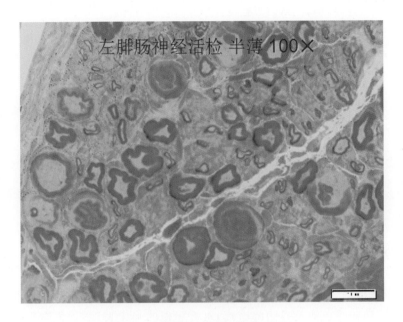

图 10　左腓肠神经活检(半薄,20×)

患者的基因检测结果如图 11 所示。

二、基因详细检测结果						
基因	转录版本外显子编号	突变信息	测序深度突变比例	纯合/杂合	正常人携带频率	ACMG变异类型
CYP27AI	NM_000784.3 exon2	c.432T> G chr2-219674476 p.Y144*	110/118. (0.52)	Het	-	怀疑致病
CYP27AI	NM_000784.3 exon3	c.472C> >T chr2-219676970 p.R158C	163/162 (0.50)	Het	-	VUS
EPHX2	NM 001256482.1 exon4	c.374G>C chr8-27362659 p.S125T	153/120 (0.44)	Het	-	VUS

(NGQX1700562901-1)chr2:219674476存在c.432T>G的杂合突变

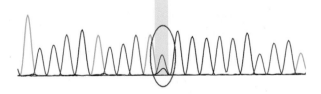

A C C T G A C C T A T G G　　C C G T T C A

图 11　患者的基因检测结果(一)

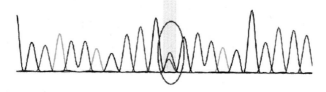

(NGQX1700562901-2)chr2:219676970存在c.472C>T的杂合突变

G TAC CAG CT GCG CCAG G C T CT

图 11　患者的基因检测结果(二)

❹ 鉴别诊断

脑腱黄瘤病(cerebrotendinous xanthomatosis,CTX)与另外两种脂质沉积病(家族性高胆固醇血症及谷固醇血症)可有相似的临床表现,如黄瘤及动脉粥样硬化,但 CTX 患者通常血浆胆固醇或谷固醇含量明显升高,动脉粥样硬化出现更早,后果更严重。由于家族性高胆固醇血症为常染色体显性遗传,故患者通常有阳性家族史。患者一般没有白内障、进行性神经功能障碍等临床表现。此外,血浆甾烷醇水平和对相关基因的检测可帮助鉴别诊断。CTX 还需要与其他胆汁酸代谢障碍性疾病相鉴别,患者会出现特征性的临床表现和生化代谢异常[1]。

❺ 治疗详情及预后

予以患者熊去氧胆酸片、瑞舒伐他汀、普罗布考、胞磷胆碱治疗后,患者病情稳定并出院。

二、分析讨论

CTX 是一种先天性脂酸代谢障碍引起的脂质异常贮积病,属于常染色体隐性遗传病。CTX 发病率约为七万分之一,中国人群发病率极低,其中女性发病率稍高于男性。自 1937 年报道首例 CTX 患者以来,世界范围内现已有数百例确诊患者[2]。

CTX 是位于常染色体 2q33-qter 的固醇 27-羟化酶(CYP 27A1)基因突变所

致[3],包括纯合突变和复合杂合突变。CYP 27A1蛋白属于细胞色素 P450 家族,是胆固醇合成胆汁酸过程中的一个重要的酶。CYP 27A1基因突变致固醇-27 羟化酶缺乏,胆固醇合成胆汁酸受阻,胆汁酸对胆固醇-7α 羟化酶的负反馈抑制作用消失,引起胆固醇及其代谢中间产物胆汁醇和胆甾烷醇异常增多,并在全身脏器,如神经系统、肌腱、晶状体、肺、骨骼沉积,引起多脏器功能障碍。由于沉积的部位偏好胆固醇丰富的神经系统和跟腱,脑腱黄瘤病因此得名。

CYP 27A1基因包括 9 个外显子和 8 个内含子,第 6、7、8 号外显子的突变占近一半,第 2 号外显子的突变占 16％,第 4 号外显子占 14％。错义突变较为常见,占所有突变的 45％,此外还有无义突变(20％)、剪接位点突变(18％)、缺失突变(14％)和插入突变(2％)。至今被发现的 CYP 27A1基因突变已有 50 余种。

CTX 患者临床表现差异较大,常累及多个系统,突出表现为脑、肌腱瘤等全身症状以及各种进行性神经系统症状。在不同年龄的患者身上,症状表现会有所不同。慢性腹泻和幼年期白内障是婴幼儿 CTX 患者主要的临床表现[4],患者精神运动发育迟缓,小脑和锥体束征同样比较常见[5]。成人 CTX 患者的临床表现有:①青年期白内障和跟腱黄色瘤(除了跟腱,还可见于手指、胫骨粗隆和肱三头肌肌腱);②进行性神经功能障碍:痴呆、精神异常、小脑性共济失调、进行性下肢痉挛性瘫痪、假性延髓麻痹、周围神经病和肌病、癫痫、锥体外系症状[6];③非神经系统并发症,如早发动脉粥样硬化、骨质疏松或反复骨折、憋气、胸闷、慢性腹泻等。

CTX 典型的病理改变是:①腱黄瘤部位的肌腱病理:大量的胆固醇结晶沉积,周围环以大量巨噬细胞、泡沫细胞和黄色瘤样细胞,组织间可见散在分布的胆固醇结晶间隙。②人脑组织(小脑齿状核和小脑白质、内囊等)标本肉眼可见黄色软组织在小脑等部位的沉积,伴有坏死和出血;组织病理方面。可见小脑半球、苍白球和小脑脚肉芽肿和黄色瘤样的中枢神经病变,可见环绕血管周围的髓鞘样物质,脂质结晶间隙及多核巨细胞,神经纤维脱髓鞘改变,神经元和小胶质细胞的凋亡。③部分 CTX 患者可累及脊髓,受累脊髓呈脱髓鞘样和胶质细胞增生样改变。④周围神经病理:为有髓和无髓神经纤维不同程度的缺失,轴索变性,脱髓鞘和髓鞘再生,可见洋葱皮样结构以及再生簇现象[7]。

颅脑 MRI 的 T2WI 和 FLAIR 显示双侧小脑齿状核高信号,脑白质沿锥体束走形的高信号以及小脑萎缩。脚踝 MRI 示跟腱部纺锤形增厚,呈现混杂信号。颅脑 PET 示额叶、颞叶低代谢。颅脑 MRS 示病灶乳酸浓度升高,氮-乙酰天冬氨酸(NAA)浓度下降,NAA/Cr 比值降低;肌醇浓度升高,肌醇/Cr 比值升高;Cho/Cr比值降低[8]。肺 CT 示部分 CTX 患者双肺散在结节样病灶及斑片状磨玻璃影,提示肺间质损害。CTX 患者血浆中胆甾烷醇含量为正常人的 5～10 倍,而胆固醇水平正常或稍降低。CTX 患者尿液中胆汁醇的含量增高,胆汁中鹅去氧胆酸的含量显著减少。

童年或成年出现的跟腱黄色瘤、进行性神经功能障碍、慢性腹泻、白内障,合并典型 MRI 表现,血清中胆甾烷醇水平升高,CYP27A1 基因突变均提示脑腱黄瘤病的可能。CTX 需与另外两种脂质沉积病(家族性高胆固醇血症及谷固醇血症)相鉴别,其他胆汁酸代谢障碍会出现特征性的临床表现和生化代谢异常。胆固醇 7α 羟化酶缺乏症表现为血浆胆固醇水平升高,对他汀类药物反应差;3β-羟基-C27-甾体氧化还原酶缺乏症表现为肝脏肿大、高胆红素血症、谷丙转氨酶及谷草转氨酶升高、γ-GT 正常;2-甲基-CoA-消旋酶缺乏症表现为运动感觉神经病(成人)或脂溶性维生素缺乏、便血、胆汁淤积性肝病(婴儿)。

目前针对 CTX 的主要治疗手段包括无胆固醇饮食治疗,鹅去氧胆酸(chenodeoxycholic acid,CDCA)和 HMGCoA 还原酶抑制剂等药物治疗。CDCA 可使胆汁酸代谢正常化,加强 CDCA 对胆固醇代谢的负反馈作用,降低脑脊液和血浆胆甾烷醇水平,改善受损神经功能和非神经系统症状体征,是目前治疗 CTX 的最有效方法[9]。熊去氧胆酸(ursodeoxycholic acid,UDCA)的治疗效果不如 CDCA,因条件限制无法获得 CDCA 的患者仍然可以服用 UDCA。

三、案例启示

CTX 是一种可治的,由先天性脂酸代谢障碍引起的脂质异常贮积病,呈常染色体隐性遗传,以胆固醇及其中间代谢产物在晶状体、脑、肌腱、骨骼等系统内的异常堆积为特征。目前对于 CTX 的认识仅靠少数病例报道,国内尚未见对该病的系统性分析,国外亦少见,因此该病的诊断具有挑战性。对于出现白内障、跟腱黄色瘤以及痴呆、共济失调等神经系统症状的患者,颅脑 MRI 发现双侧小脑齿状核、小脑白质、小脑脚、锥体束、深部脑室周围白质、胼胝体和基底节区 T2WI 高信号时,应考虑脑腱黄瘤病的可能。需进行血、尿胆固醇代谢产物和相关基因检测。对 CTX 患者进行早期诊断和治疗可明显改善预后。

参考文献

[1] MOGHADASIAN M H, SALEN G, FROHLICH J J, et al.

Cerebrotendinous xanthomatosis: a rare disease with diverse manifestations[J]. Archives of neurology, 2002, 59(4): 527-529.

[2] SZLAGO M, GALLUS G N, SCHEMONE A, et al. The first cerebrotendinous xanthomatosis family from Argentina: a new mutation in CYP27A1 gene[J]. Neurology, 2008, 70(5): 402-404.

[3] SUGAMA S, KIMURA A, CHEN W, et al. Frontal lobe dementia with abnormal cholesterol metabolism and heterozygous mutation in sterol 27-hydroxylase gene(CYP27)[J]. Journal of inherited metabolic disease, 2001, 24(3): 379-392.

[4] VERRIPS A, HOEFSLOOT L H, STEENBERGEN G C, et al. Clinical and molecular genetic characteristics of patients with cerebrotendinous xanthomatosis[J]. Brain, 2000, 123(5): 908-919.

[5] PILO-DE-LA FUENTE B, JIMENEZ-ESCRIG A, LORENZO J R, et al. Cerebrotendinous xanthomatosis in Spain: clinical, prognostic, and genetic survey[J]. European journal of neurology, 2011, 18(10): 1200-1211.

[6] BEL S, GARCIA-PATOS V, RODRIGUEZ L, et al. Cerebrotendinous xanthomatosis [J]. Journal of the American acadamy of dermatology, 2001, 45(2): 292-295.

[7] VOICULESCU V, ALEXIANU M, POPESCU-TISMANA G, et al. Polyneuropathy with lipid deposits in Schwann cells and axonal degeneration in cerebrotendinous xanthomatosis[J]. Journal of the neurological sciences, 1987, 82(1-3): 89-99.

[8] DE STEFANO N, DOTTI M T, MORTILLA M, et al. Magnetic resonance imaging and spectroscopic changes in brains of patients with cerebrotendinous xanthomatosis[J]. Brain, 2001, 124(Pt 1): 121-131.

[9] GINANNESCHI F, MIGNARRI A, MONDELLI M, et al. Polyneuropathy in cerebrotendinous xanthomatosis and response to treatment with chenodeoxycholic acid[J]. Journal of neurology, 2013, 60(1): 268-274.

(作者:夏文)